Everything You Need to Know about Virus-related Tumors

病毒相关肿瘤科普读本

丛书主编　胡以国

主　审　曾　锐

主　编　金泓宇　周凌云　谭文丽

副主编　李　茜　王　姿　张　蔓　潘　聪

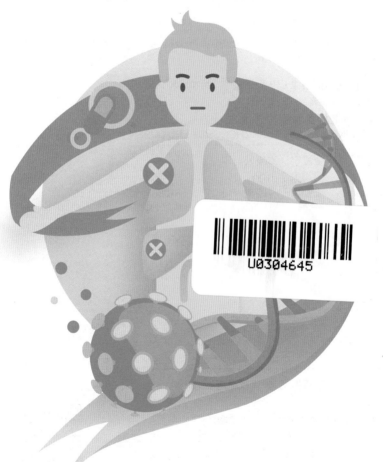

本书由四川省科技厅科普项目2020JDKP0080支持出版

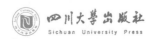

四川大学出版社
Sichuan University Press

项目策划：周　艳
责任编辑：周　艳
责任校对：谢　瑞
封面设计：姚怡君
责任印制：王　炜

图书在版编目（CIP）数据

病毒相关肿瘤科普读本 / 金泓宇，周凌云，谭文丽
主编 . — 成都：四川大学出版社，2020.9
　ISBN 978-7-5690-3385-4

　Ⅰ．①病… Ⅱ．①金… ②周… ③谭… Ⅲ．①肿瘤学
—普及读物 Ⅳ．① R73-49

中国版本图书馆 CIP 数据核字（2020）第 155215 号

书名　病毒相关肿瘤科普读本
　　　BINGDU XIANGGUAN ZHONGLIU KEPU DUBEN

主　　编　金泓宇　周凌云　谭文丽
出　　版　四川大学出版社
地　　址　成都市一环路南一段 24 号（610065）
发　　行　四川大学出版社
书　　号　ISBN 978-7-5690-3385-4
印前制作　四川胜翔数码印务设计有限公司
印　　刷　四川盛图彩色印刷有限公司
成品尺寸　148mm×210mm
印　　张　4.5
字　　数　118 千字
版　　次　2020 年 9 月第 1 版
印　　次　2021 年 7 月第 2 次印刷
定　　价　28.00 元

四川大学出版社
微信公众号

《病毒相关肿瘤科普读本》编委会

丛书主编：胡以国

主　　审：曾　锐

主　　编：金泓宇　周凌云　谭文丽

副主编：李　茜　王　姿　张　蔓　潘　聪

编　者

四川大学华西临床医学院/华西医院

金泓宇	周凌云	李　茜	张　蔓	胡以国	潘　聪	杨裕佳
杨雨菡	金　坤	白云金	姚怡君	陈琳燕	张　超	何　霄
程静霞	谢坤林	林天海	古　君	伍　艳	郑智尧	唐诗懿
刘　欢	刘诗婕	张茜惠	陈　珍	冯韵宇	贾帮盛	包婉莹
刘　沁	刘　晨	李　波	黄　昊	王傲宇	韩　平	王新雨
刘豪阳	戴姣娜	蒋范雯	罗忠灵	黄　楠	张心怡	高　睿
李凡琳	柳善睿	陈惠铃				

四川大学华西第二医院

吕　斌　蔡林芮

四川大学华西口腔医学院/华西口腔医院

唐　霞

电子科技大学医学院附属妇女儿童医院/成都市妇女儿童中心医院

周　辉　张　强

东京大学

陈鹏文　柴　富

贵州省人民医院

  王 姿

云南省第一人民医院/昆明理工大学附属医院

  杨帅峰

云南省疾病预防控制中心

  李雪华

成都市教育科学研究院

  谭文丽

成都市第七中学

  郑 亮

四川省内江市第六中学

  王 恒

编写助理

成都市第七中学

  傅子昂 李林晓 张泽勇 姚宇阳

四川省洪雅中学校

  洛 蕊 杨韵玲

四川省内江市第六中学

  周 谨

四川省乐至中学

  张桦椤

秘　书

四川大学华西临床医学院/华西医院

  姚怡君

成都市第七中学

  郑 亮

前言

病毒（virus）是微生物学中非常重要的部分，也是日常生活中常见的病原体之一。在人类的历史进程中，多起大事都件都与特定病毒的大流行有关，如以前的天花、黑死病，还有近几年发生的埃博拉出血热、新型冠状病毒肺炎等。可见，病毒虽然体积微小，结构简单，但部分病毒却可以导致严重的疾病，危害公众健康。日常生活中，除了较常见的病毒性疾病如流行性感冒、病毒性肺炎，乙型肝炎、丙型肝炎、艾滋病、宫颈癌等病毒性疾病的发病率也较高。

肿瘤是危害公众健康、导致个体死亡的一大因素，而病毒与肿瘤的关系较为密切，其在肿瘤的发生、发展过程中起着重要的作用，如乙型肝炎病毒导致肝癌、人乳头瘤病毒导致宫颈癌、EB病毒导致鼻咽癌等。对于这些病毒相关肿瘤的防治，提高大众对其的认识程度尤为重要，一方面能够使大众了解相关的预防措施、减少感染率，另一方面也可以促使感染者尽早就诊、尽早治疗。

本书参考了《医学微生物学》（人民卫生出版社，第9版）、《传染病学》（人民卫生出版社，第9版）、《内科学》（人民卫生出版社，第9版）、《外科学》（人民卫生出版社，第9版）、*Fields Virology*（第6版）等书籍，以大众较为熟悉的几种病毒，如乙型肝炎病毒（hepatitis B virus，HBV）、丙型肝炎病毒（hepatitis C virus，HCV）、人乳头瘤病毒（human papilloma virus，HPV）、EB病毒（Epstein–Barr virus）、人类免疫缺陷病毒（human immunodeficiency virus，HIV）为切入点，深入浅出地讲解了病毒的基本结构、致病方式及病毒相关肿瘤的发病机制、临床表现、诊断与治疗等。本书以科学严谨为编写原则，有大量解释性、科普性语言，力求为大众提供详细准确又通俗易懂的病毒相关知识，增加大众对于常见病毒的认识，帮助大众了解相关疾病的预防知识，以保障自身健康。

本书邀请来自四川大学华西临床医学院/华西医院肝脏外科、感染性疾病中心、消化内科、心脏大血管外科、泌尿外科、急诊科、放射科、超声医学科、临床技能中心等近20个临床科室的专家参与编写，惟愿以专业的视角、朴实的语言为大众献上一本可读性强的科普读本。

由于时间仓促、学识有限，尽管我们以严谨治学、精益求精的态度进行编写，但仍难免存在疏漏之处，望广大读者不吝指正。

金泓宇　周凌云　谭文丽

目 录

第一章　病毒与病毒相关肿瘤

第一节　病毒的基本性状

一、病毒的结构和化学组成

（一）病毒的结构

病毒（virus）是形态微小、结构简单的微生物，没有细胞结构，必须寄生在特定的活细胞内才能存活。病毒的基本结构是核衣壳（nucleocapsid）。实际上核衣壳是一个合称，具体包括核心（core）和衣壳（capsid）两部分。有些病毒在核衣壳外面还包裹有包膜（envelope），包膜上分布着由糖蛋白构成的刺状突起结构，称为刺突（spike）。我们称有包膜的病毒为包膜病毒（enveloped virus）（图1-1），无包膜的病毒为裸露病毒（naked virus）。

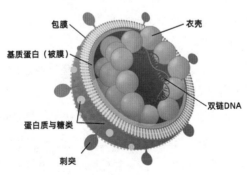

图1-1　DNA包膜病毒结构

1. 核心

病毒的核心位于病毒结构的中心，主要成分为核酸，构成了病毒的基因组，储存了病毒复制、遗传及变异所需的遗传信息。此外病毒的核心还含有少量的非结构蛋白，如催化病毒基因组转录、复制、逆转录的酶，这些蛋白并不参与病毒结构的构成。

2. 衣壳

衣壳是包裹在病毒核酸外面的蛋白质外壳，像病毒的"衣服"。一方面，衣壳保护着病毒的核心，避免其被环境中的不良因素损害；另一方面，衣壳可以促进病毒和宿主细胞相互"识别"，并介导病毒进入宿主细胞，为病毒在宿主细胞内繁殖提供保障。衣壳还具有抗原性，即引起机体免疫反应的性质，可介导机体免疫系统对病毒的防御。

病毒的衣壳是由一定数量的壳粒（capsomeres）组成的，我们称其为形态亚单位（morphologic submit）。壳粒又是由一个或多个多肽分子组成的。壳粒的排列分布是对称的，但是不同病毒衣壳中壳粒的数目、排列方式不尽相同，这种差异可以作为病毒鉴别和分类的依据之一。根据壳粒的排列方式，病毒可分为螺旋对称型（helical symmetry）、20面体对称型（icosahedral symmetry）和复合对称型（complex symmetry）三种对称类型。

3. 包膜

有些病毒的核衣壳（nucleocapsid）外包绕着双层膜，称为包膜。包膜并不是病毒自身合成。而是病毒在成熟的过程中以出芽方式向宿主细胞外释放时获得的。可以想象，病毒从膜内释放的时候，膜会像小泡一样包裹在病毒外面，所以病毒包膜的主体是宿主细胞的细胞膜或核膜。包膜内含有来源于宿主的脂质、多糖和少许蛋白质。此外，病毒包膜上还有一些刺状的突起，称为刺突，其成分是一种糖蛋白（glycoprotein，gp）。感染人和动物的病毒多数具有包膜，某些包膜病毒在核衣壳外层和包膜内层之间还有一层基质蛋白，该蛋白起到联系核衣壳蛋白和包膜的作用。核衣壳外层和包膜内层的间隙被称为被膜。被膜的厚度也可以作为病毒鉴定的参考依据。

（二）病毒的化学组成

1. 核酸

病毒分为DNA病毒和RNA病毒两种，其核酸的化学成分分别是DNA和RNA。和细胞典型的双螺旋DNA不同，病毒的核酸具有多样性，可以是线形的，也可以是环形的；可以是单链的，也可以是双链的。一般来说，DNA病毒的核酸为双链，RNA病毒的核酸为单链，但也有一些特例。双链的核酸（包括DNA和RNA）都有一条正链和一条负链，而单链的核酸（包括DNA和RNA）分为正链和负链两种。核酸是由小分子的核苷酸组成的，所以核苷酸的数目决定了核酸的大小。不同病毒的核酸大小差异很大，有的病毒核酸还分节段。病毒的感染、增殖、遗传和变异都离不开核酸，可以说核酸是病毒生物学行为的物质基础。

2. 蛋白质

病毒的主要成分还有蛋白质，约占病毒总重量的70%。细胞的蛋白质是由基因组编码的，同样，病毒的蛋白质也是由病毒的基因组编码的，也就是说，病毒基因组决定着对应蛋白质的结构。病毒的蛋白质有两种，一种是结构蛋白，另一种是非结构蛋白。如果把病毒比作一栋摩天大楼，结构蛋白就是钢筋混凝土等，是组成病毒的蛋白成分，在衣壳、包膜和基质中都有分布，抗原性较好，引起机体免疫的能力相对较强。而非结构蛋白好比摩天大楼中的家具耗材，不作为结构参与病毒的组成，但是也发挥着重要的作用，具体有病毒编码的各种酶和具有特殊功能的蛋白质，如蛋白水解酶、DNA聚合酶、逆转录酶等，它们都在病毒感染、增殖的过程中扮演着重要的角色。

结构蛋白主要的功能有：①构成病毒的衣壳，保护病毒的核心；②作为病毒表面的吸附蛋白（viral attachment protein，VAP），可以帮助病毒吸附到宿主细胞上，并介导病毒进入细胞，引起感染；③是一种很好的抗原，可以引起机体的免疫反应。

当病毒感染细胞后，病毒的非结构蛋白也可能存在于被感染的细胞当中。

3. 脂质和糖类

病毒的脂质和糖类主要存在于包膜当中，但并非所有病毒都含有糖类，只有一部分病毒含有少量的糖类。这些糖类主要用来组成糖蛋白。病毒包膜当中的刺突就是由糖蛋白组成的。包膜的成分有脂质、少量的糖类和蛋白质，所以一定程度上脂质和蛋白质的功能可以通过包膜的功能来反映。

二、病毒的增殖

细胞是通过分裂的方式来增殖的，这一过程需要许多的酶催化。但是病毒内并没有所需的酶，所以病毒仅仅依靠自身是不能增殖的。病毒若想增殖，必须在活细胞内借助细胞的资源，这也是病毒必须寄生的原因之一。病毒的增殖是从病毒进入活细胞开始的。进入活细胞后，首先要进行的就是病毒核酸的复制，这一过程中病毒负责提供模板，细胞负责提供原材料，在酶的催化下，经过一系列复杂的生化过程，最终复制出新的病毒基因组。这些新合成的病毒基因组将作为模板，在细胞器的参与下，转录并翻译出新的病毒蛋白。最后经过装配释放出子代病毒。

（一）病毒的复制周期

从病毒进入宿主细胞到病毒基因组的复制，再到最后释放出子代病毒，这个过程称为一个病毒复制周期（replication cycle）（图1-2）。人和动物病毒复制周期的环节基本一致，依次是吸附、穿入、脱壳、生物合成以及装配、释放。

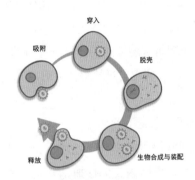

图1-2 病毒的复制周期示意图

1. 吸附（adsorption）

吸附指病毒吸附于宿主细胞的表面，这是病毒感染细胞的第一个步骤。吸附不可能"随心所欲"地进行，需要病毒表面的吸附蛋白和细胞表面的特异性受体结合。一般来说，二者是相互识别的关系，这也是同种病毒只能侵入特定细胞的主要原因。吸附这一过程需要的时间从几分钟到几十分钟不等。

2. 穿入（penetration）

病毒吸附在易感细胞表面之后，需要进入细胞内才能开始核酸的复制等后续过程，这个进入的过程称为穿入，具体有吞饮（endocytosis）、融合（fusion）和直接穿入等方法。吞饮指病毒吸附于细胞表面后，细胞膜向内凹陷形成类似吞噬泡的小泡，包裹着病毒进入细胞质。裸露病毒通常以这种方式穿入。融合指吸附后在融合蛋白的作用下，病毒的包膜和细胞膜融合到一起，如此病毒核衣壳也就进入了细胞质。包膜病毒以这种方式穿入。还有一些病毒吸附到细胞表面后，核衣壳留在细胞外，核酸直接进入宿主细胞，如噬菌体，这种就是直接穿入。

3. 脱壳（uncoating）

病毒的核酸受衣壳保护，所以进入细胞的病毒必须脱去衣壳才能开始核酸复制。这一脱去衣壳的过程称为脱壳。大多数病毒的衣壳都是穿入细胞时在细胞溶酶体酶的作用下分解的。少部分病毒脱壳过程比较复杂，但这部分病毒自身的酶往往可以起到催化转录的作用。

4. 生物合成（biosynthesis）

病毒的基因组从衣壳中脱离之后，就开始了病毒的生物合成。病毒可利用宿主细胞提供的小分子物质大量合成自身的核酸及蛋白质。这一时期病毒在细胞内，但用血清检查或电镜检查等方式检测不到病毒颗粒，所以这一时期也叫作隐蔽期。不同病毒隐蔽期的长短是不同的。病毒基因组转录mRNA和翻译蛋白质的具体方法也是不同的。

5. 装配与释放（assembly maturation and release）

病毒的核酸和蛋白质合成后，要在宿主细胞内装配成核衣壳结构，但是不同的病毒装配的场所和方式是不同的。DNA病毒均在细胞核内组装（除痘病毒），而大多数RNA病毒都在细胞质中组装。包膜病毒还需要在核衣壳外面加一层包膜。包膜中的蛋白质是病毒基因组编码的，而脂质及糖类都来自细胞膜或核膜。包膜中的蛋白质在向胞质移动的过程中会与糖类和脂类结合，分别形成糖蛋白和脂蛋白。病毒装配完成后，释放的方式分两种，裸露病毒随着宿主细胞的破裂而释放；包膜病毒则不会引起宿主细胞的死亡，而是通过出芽的方式释放。也有些病毒比较特殊，比如巨细胞病毒很少释放到细胞外，通过细胞融合或者细胞间桥的方式传播。致癌病毒的基因组可以整合到宿主细胞的基因组中。随着宿主细胞的分裂，宿主子代细胞基因组中也可能出现病毒基因组。

（二）病毒的异常增殖和干扰现象

1. 病毒的异常增殖

病毒的异常增殖主要指病毒复制时出现"异常情况"。病毒在宿主细胞内复制时，并不是所有病毒成分都可以组装成完整的病毒体。病毒的异常增殖包括以下两种常见情况。

（1）顿挫感染（abortive infection）：如果病毒进入宿主细胞后，宿主细胞并不能为病毒的增殖提供所需要的资源，病毒增殖所需要的物质就不能完全合成，也就不能装配并释放出新的病毒，这种情况称为顿挫感染。其中不能为病毒复制提供必要条件的细胞称为非容纳细胞（nonpermissive cell）。

（2）缺陷病毒（defective virus）：如果病毒因为基因组不完整或者某一基因位点改变而不能正常增殖，那么这种病毒就称为缺陷病毒。缺陷病毒在一定条件下是可以增殖的。实际上，当缺陷病毒与另一种病毒共同培养时，如果后者可以为前者提供缺乏的物质，那么缺陷病毒就能正常增殖，后者称为辅助病毒（helper virus）。如丁型肝炎病毒（hepatitis D virus, HDV）就是一种缺陷病毒，必须依赖于乙型肝炎病毒等才能复制。

2. 干扰现象（interference）

当两种病毒同时感染同一细胞时，二者构成竞争关系，其中一种病毒可能会抑制另一种病毒的增殖，这种现象称为干扰现象。干扰现象广泛存在，不仅存在于活病毒之间，灭活的病毒也可干扰活病毒的复制。病毒之间的干扰现象可能阻止发病，也可能使感染终止，从而促进宿主的康复。目前认为，干扰现象发生的原因可能是病毒诱导宿主细胞产生了干扰素，也可能是宿主细胞正常的代谢途径被改变，从而阻止了另一种病毒的吸附和穿入。

三、病毒的分类

病毒分类的研究历史相对较短，一般采用的是一种非系统、多原则、分等级的分类方法。

病毒分类的依据主要有：①核酸的类型及结构（DNA还是RNA、单链或是双链、分子量等）；②病毒体的形态及大小；③衣壳对称性和壳粒数目；④有无包膜；⑤对理化因素的敏感性；⑥生物学特性（如繁殖方式、传播途径、致病性等）。

此外，自然界中还存在着一类比病毒更小、结构更简单的微生物，称为亚病毒（subvirus），包括类病毒、卫星病毒和朊粒。

1. 类病毒（viroid）

类病毒是植物病毒，仅由约360个核苷酸组成，是单链的RNA分子，无包膜、无衣壳、不含蛋白质。类病毒在细胞核内增殖，对核酸酶敏感，但对热、有机溶剂有抵抗力。目前类病毒和人类疾病的关系不明。

2. 卫星病毒（satellite virus）

卫星病毒是一种与植物病害有关的致病因子，分为两大类，一类是可编码自身的衣壳蛋白，另一类是卫星病毒RNA分子。

3. 朊粒（prion）

朊粒是一种可致病的蛋白质，国际病毒分类委员会将其列入亚病毒,但是近年研究认为朊粒并不属于病毒范畴,生物学地位尚待确定。

四、理化因素对病毒的影响

一些理化因素可作用于病毒,使其失去感染性,称为灭活（inactivation）。灭活病毒仍可以保留一些特性,如红细胞吸附、抗原性、血凝等。

（一）物理因素

1. 温度

大多数的病毒耐冷却不耐热,在0℃或者更低的温度下,可长期保持感染性,但在50~60℃的条件下,30分钟就可以被灭活。热可以灭活病毒主要是由于热可以使病毒的衣壳蛋白和刺突变性,从而阻止病毒吸附。热还可以破坏催化病毒核酸复制的酶类,使病毒不能复制。

2. 酸碱性

大多数病毒适宜的pH值为5~9,在pH值小于5或pH值大于9的环境下会迅速灭活。不同的病毒对酸碱性的耐受能力不同。

3. 射线和紫外线

γ射线、X射线和紫外线都可以灭活病毒。射线灭活病毒的原理是引起核苷酸链发生致死性断裂,紫外线灭活病毒的原理则为抑制病毒核酸的复制。但应注意,有些病毒经紫外线照射灭活后,再用可见光照射,可能会复活。

（二）化学因素

也许是由于病毒缺乏酶类,较之细菌,病毒对化学因素的耐受力往往更强。

1. 脂溶剂

病毒包膜的主要成分就是脂质，故病毒包膜易被乙醚、三氯甲烷等脂溶剂溶解。

2. 酚类

酚及其衍生物可使蛋白质变性，从而使病毒失活。

3. 盐类

盐类可以稳定病毒、抵抗热灭活，是可对病毒起到保护作用的物质，可以用于疫苗制备技术中。比如脊髓灰质炎疫苗必须冷冻保存，但添加盐类之后，病毒活性可以在室温条件下保存几周之久。

4. 其他

除上述化学物质外，病毒还对氧化剂、卤素及其化合物很敏感。近年来，一些中草药如板蓝根、大黄、黄芪等被证明对某些病毒有一定抑制作用。抗生素对病毒无抑制作用，不可用抗生素对症治疗病毒感染，但其可以抑制细菌，便于病毒的分离、检测和治疗。

第二节　病毒的致病作用

病毒是一种非细胞生物，只有寄生在活细胞内才能生存，被病毒寄生的细胞生命称为病毒的宿主。通常，病毒在入侵宿主细胞之后，可能和宿主"相安无事"，但也可能会改变细胞的正常结构，损伤细胞的功能，导致宿主患病。宿主是否患病既取决于宿主本身，也取决于病毒的性质。宿主的年龄、免疫系统功能、健康情况，病毒的种类、数量、毒力等因素决定了宿主是否患病。

一、病毒的传播方式

病毒的传播方式主要有两种，即水平传播（horizontal transmission）和垂直传播（vertical transmission）（图1-3）。水平传播是指病毒在不同的人群、不同的动物或者动物和人之间进行传播，这种方式最为常见。垂直传播是指病毒由怀孕的母亲传播给未出生的胎儿或者刚出生不久的新生儿。

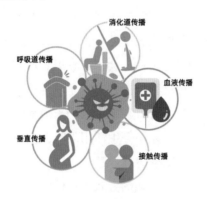

图1-3　病毒的传播方式

病毒感染人体后，会在体内扩散。有些病毒只停留在进入的部位，只感染该部位的一部分细胞，这样的感染方式叫作局部感染（local infection），也叫作表面感染；有的病毒进入人体后，会离开入侵的部位，扩散到全身大部分器官，这种现象称为全身感染（systemic infection）。

（一）水平传播

病毒可进行水平传播，主要通过呼吸道、消化道、血液、眼睛、尿道、生殖系统等由一个个体进入另一个个体，引发感染。

经呼吸道传播的病毒可以通过空气或者飞沫进入人体。如天花病毒，其传播速度和杀伤力十分惊人，主要通过空气进行传播；引起2019冠状病毒病（Corona Virus Disease 2019，COVID-19）的新型冠状病毒（Severe acute respiratory syndrome coronavirus 2，SARS-CoV-2）主要通过飞沫进行传播。

有些病毒通过消化道进行传播，我们常说的"病从口入"，就包括这类病毒引起的疾病。这类病毒会进入人体的消化道内，并通过粪便或者呕吐排至体外。这些带有病毒的排泄物很容易对水源造成污染。日常生活中，当健康人接触被污染的水或者吃了被水污染的食物时，病毒就有可能从口进入体内，引起疾病。

有些病毒感染了患者后，会停留在患者的血液中，可通过血液传播给他人，我们称这种传播方式为血液传播。当人们输入被病毒污染的血液或血液制品时，和患者共用未消毒的注射器时，和患者共用剃须刀、刮脸刀、牙刷等生活用品时，皮肤破损处接触到他人血液等时，都有可能感染病毒。

有些病毒可以通过接触的方式进行传播。患者的体液内可能含有一定量的病毒，当健康人和患者接触后，病毒会通过患者的体液转移到健康人的手等部位。这时候，如果不注意个人卫生，用接触了患者的手去揉眼睛等，就有可能感染病毒。有时候，和患者在一个游泳池里游泳，病毒也可能会通过尿道或者生殖道进入健康人的体内。性交的时候，男女双方的生殖器官密切接触，如果一方感染了病毒，另外一方也很容易被病毒感染。艾滋病就可通过这样的方式在人群中传播。

（二）垂直传播

垂直传播是指病毒从亲代宿主传播到子代，即病毒从母亲传播到尚未出生的胎儿或刚出生不久的新生儿。发生垂直传播的原因有很多，最主要的原因是病毒进入了母亲的血液，而胎儿需要通过母亲的血液获取营养，因此病毒可从母亲的血液经过胎盘进入胎儿的体内，造成胎儿的感染。被病毒感染的母亲如果处于围产期（怀孕第28周到产后第7天），病毒就可能通过胎盘、阴道或者乳汁等多种方式从母亲传播到胎儿或者新生儿，从而引起胎儿或者新生儿的感染，这一过程称为围产期感染（perinatal infection）。围产期感染很难确定病毒传播的确切时间，也就是说我们很难判断出病毒是在胎儿出生前还是出生后传播的。垂直传播造成的感染叫作垂直感染，发生了垂直感染的胎儿，可能会死亡、早产、流产或者先天畸形。当然，后代也可能不表现出任何症状，这类人称为病毒携带者。

二、病毒的致病机制

病毒感染人体后，最主要的致病机制是破坏宿主细胞从而引起疾病。免疫系统是守卫人体安全的"卫士"，但有时免疫系统也会反应过度、"敌我不分"。在病毒和免疫系统战斗的过程中，机体的免疫反应可能会过于激烈，伤及自身，从而使机体患病。也有一些病毒能够躲避免疫系统的攻击，直接使宿主患病。

（一）病毒与宿主细胞

病毒进入宿主细胞后，宿主细胞内主要会发生三种变化：杀细胞效应（病毒导致细胞死亡）、稳定状态感染（病毒与宿主长期共处）、形成包涵体（病毒在细胞内形成一种特殊结构）。

1. 杀细胞效应（cytocidal effect）

杀细胞效应是指病毒可以导致宿主细胞破裂，进而导致细胞死亡。病毒在生长繁殖的过程中，可能会阻断细胞DNA、RNA和蛋白质的合成，而这些物质对于细胞正常的生长十分重要。因此，病毒可能导致细胞的功能紊乱，造成细胞病变和死亡。有些病毒在细胞内数量会急剧增加，该过程称为复制。复制后的病毒会导致细胞内部的一些重要结构出现损伤，最终导致细胞的死亡。病毒的杀细胞效应如果发生在一些重要的器官，比如中枢神经系统（大脑和脊髓），会导致十分严重的后果。例如，脊髓灰质炎病毒寄生在脊髓内可引起小儿麻痹症，导致患者肢体疼痛或出现其他不适，严重者可瘫痪。

2. **稳定状态感染**（steady state infection）

有些病毒进入细胞后不会立刻导致细胞裂解和死亡。这类病毒在细胞内产生后代并将它们的后代释放到细胞外，该释放过程称为出芽。以出芽的方式释放子代是一个很缓慢的过程，不会导致细胞立即死亡。这类病毒引起的感染称为稳定状态感染。虽然引起稳定状态感染的病毒不会立即导致细胞的死亡，但该细胞会因为病毒的存在受到体内其他正常细胞的排斥和免疫细胞的攻击，最后的结局一般也是死亡。

还有一些病毒进入细胞后，能让细胞的结构发生改变，使被感染的细胞和周围的正常细胞连在一起，犹如架起了一座桥梁，病毒可以通过这座桥梁感染其他正常的细胞。

3. **形成包涵体**（inclusion body）

细胞的结构微小，需要在显微镜下放大才看得到。而病毒是结构远远小于细胞的生命体，要通过放大倍数更大的电子显微镜才能看到。有些病毒感染了细胞后，会在细胞内形成一些颜色和结构跟正常细胞内成分不一样的斑块，这样的斑块称为包涵体。有三种原因会导致包涵体的形成：一是病毒的大量聚集，二是病毒在细胞内增殖留下痕迹，三是病毒感染细胞后细胞分泌反应物。每种病毒产生的包涵体都有自己的特点，因此病毒包涵体可以作为我们判断是否发生了病毒感染和鉴别病毒的依据。

（二）病毒与免疫系统

免疫系统是人体抵御外来入侵的一道重要防线，一般能够分清敌我、保护自己、消灭入侵者。能够诱发人体产生免疫反应的外来入侵者称为抗原（antigen）。抗原被免疫系统识别后，机体会启动两条免疫反应途径。一条途径是抗原刺激机体产生抗体（antibody）。抗体是体内一种具有保护作用的蛋白质，能够和抗原结合，从而使抗原减少，起到清除抗原的作用。另一条途径是抗原激活体内的免疫细胞，使机体通过多条途径杀死病原体。病毒侵入人体后，免疫系统会发挥它的防御功能，但有时免疫系统会防御过度，在杀死病毒的同时也造成了宿主细胞的损伤，这种现象称为超敏反应。另外，有的病毒能够通过多种途径逃避免疫系统的攻击。

1. 抗体

病毒的抗原主要是它表面的一些蛋白质，这些蛋白质可能刺激宿主产生抗体，后者通过与抗原结合阻止病毒的扩散。但许多病毒会出现在宿主细胞表面，和抗体结合后会导致宿主细胞的破坏。

抗原和抗体结合后形成的新蛋白质复合物称为抗原-抗体复合物，一些抗原-抗体复合物会引起机体的损伤。例如，抗原-抗体复合物沉积在关节会引起关节炎，沉积在肺部会引起细支气管炎和肺炎，沉积在血管会导致出血，而出血量过大会造成休克甚至危及生命。

2. 免疫细胞与超敏反应

免疫细胞的反应是宿主清除病毒的重要方式。一些病毒寄生在宿主的细胞之中，使这类细胞成为免疫细胞的攻击对象。免疫细胞攻击被病毒寄生的宿主细胞能够阻止病毒在细胞内的复制，有利于病毒感染后的恢复，但这种攻击也可能造成宿主细胞的功能紊乱。另外，有些病毒的抗原和宿主蛋白可能有相似之处，这类病毒感染宿主后刺激宿主产生的免疫细胞不但能攻击病毒，还能攻击正常的宿主细胞。

3. 病毒的免疫逃逸

有些病毒具备逃避免疫反应的能力，以此保护自身不受到免疫细胞的攻击，这种现象称为免疫逃逸。病毒的免疫逃逸常常通过以下五种方式：①细胞内寄生。细胞内寄生是指病毒进入宿主的细胞内，从而躲避免疫系统或者一些抗病毒药物的攻击。②抗原变异。病毒的抗原多种多样，一些病毒通过改变它的抗原结构，使得免疫系统识别抗原的过程变长，增加了病毒的存活时间。③抗原结构复杂。有些病毒的抗原类型特别多，使得免疫细胞不易识别抗原，病毒因此能够躲避免疫系统的攻击。④损伤免疫细胞。一些病毒能够反过来攻击免疫细胞，从而导致宿主免疫力下降，如HIV。⑤减少抗原表达。一些病毒能够减少抗原的表达，伪装自己，从而躲开免疫系统的攻击。

三、病毒的感染

（一）显性病毒感染和隐性病毒感染

1. 显性病毒感染（apparent viral infection）

显性病毒感染是指病毒感染宿主后使宿主患病，也叫作临床感染（clinical infection）。病毒是否会造成显性感染既取决于病毒的毒性和数量，也取决于人的抵抗力。有些病毒能够导致大部分感染者呈现显性病毒感染，比如天花病毒，几乎所有感染了天花病毒的人都会患病，在古代医疗条件比较落后的时候，天花会引起很多人的死亡。

2. 隐性病毒感染（inapparent viral infection）

有的病毒的毒力很弱，在和免疫系统的"战斗"中处于"防守"状态，进入人体后不会引起症状，这种现象称为隐性病毒感染，也叫作亚临床感染（subclinical infection）。隐性病毒感染者虽然没有表现出任何症状，但这些人体内的病毒可能向外界传播，引起更多的人感染。新型冠状病毒肺炎患者中，就有少部分患者是没有任何症状的隐性病毒感染者。隐性病毒感染者是重要的传染源，对于分析病毒的传播途径有很重要的意义。

（二）急性病毒感染和持续性病毒感染

1. 急性病毒感染（acute viral infection）

急性病毒感染的主要特点是，病毒进入人体后，人体会在数天到数星期之内发病，如甲型流感病毒等。从这类病毒进入机体到机体发病的这段时间称为潜伏期。处于潜伏期的病毒会在宿主体内大量繁殖，导致相应组织器官损伤，最后引起临床症状。对于这类病毒，宿主通常能够在症状出现后的一段时间内清除病毒，使机体逐渐恢复健康。

2. 持续性病毒感染（persistent viral infection）

有些病毒进入人体后，能够在机体内存在数月到数年，有些甚至能存在数十年。有些宿主会因为病毒的存在表现出症状。有些宿主虽然没有任何症状，但他们能够长期携带病毒并具备传播病毒的能力。这种现象称为持续性病毒感染。

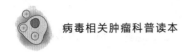
第三节 抗病毒免疫

机体感染病毒后，病毒的毒性作用与机体免疫功能之间的关系决定了机体的健康状况。由于病毒特殊的生物学性状，即在宿主细胞内复制繁衍，抗病毒免疫除具有抗菌免疫的共性外，还有特殊性。以下我们将抗病毒免疫分为固有免疫和适应性免疫进行详细阐述。

一、固有免疫

固有免疫（innate immunity）是机体在种系发育和进化过程中形成的天然免疫防御功能，即出生后就已具备的非特异性防御功能，也称为非特异性免疫（non-specific immunity）。固有免疫是对抗病毒感染的第一道防线，可在一定程度上控制病毒感染，防止临床症状的出现。其中，起主要作用的组分包括干扰素、巨噬细胞及自然杀伤（natural killer，NK）细胞等。

（一）干扰素

干扰素（interferon，IFN）是病毒等诱导机体的巨噬细胞、淋巴细胞及体细胞产生的一种糖蛋白，具有抗病毒、抗肿瘤和免疫调节等作用。人类细胞诱生的干扰素主要分为Ⅰ型和Ⅱ型，前者抗病毒作用强于免疫调节作用，后者免疫调节作用强于抗病毒作用。干扰素对热较稳定，可保存较长时间，-20℃可长期保持活性，56℃被灭活；可被蛋白酶破坏。

1. 抗病毒活性

干扰素产生后首先与细胞表面的干扰素受体结合，进而引发一系列生物化学过程，使细胞合成抗病毒蛋白（antiviral protein，AVP），进而实现对病毒的抑制作用。AVP主要包括2',5'-腺嘌呤核苷合成酶（2',5'-A合成酶）和蛋白激酶（protein kinase R，PKR）等。前者通过降解病毒的mRNA实现抑制作用，后者使病毒蛋白翻译起始因子失活从而发挥抗病毒作用。

干扰素发挥作用迅速，可持续2～3天，并能同时中断受感染细胞内的病毒复制以及限制病毒扩散。在感染的起始阶段，干扰素发挥重要作用。理论上，干扰素对大多数病毒均有抑制作用，即干扰素具有广谱抗病毒作用。

2. 免疫调节和抗肿瘤活性

干扰素能活化巨噬细胞、NK细胞等，增强机体抗病毒免疫反应的效应。此外，干扰素还能直接抑制肿瘤细胞的生长，可用于某些癌症的治疗。

（二）先天不感染性

种属差异和个体差异决定了机体对病毒感染性的差异。

（三）屏障作用

机体的血脑屏障（血液与脑细胞之间的生理阻隔作用）可阻止部分病毒进入中枢神经系统，胎盘屏障（母体与胎儿之间的生理阻隔作用）可保护胎儿免受母体部分病毒的感染。

（四）细胞作用

巨噬细胞、中性粒细胞以及NK细胞在阻止病毒感染和促使病毒感染的恢复方面具有重要作用，能吞噬或者杀伤被病毒感染的靶细胞，并分泌细胞因子来发挥抗病毒效应。

二、适应性免疫

适应性免疫（adaptive immunity）是指出生后经后天感染（病愈或无症状的感染）或人工预防接种而获得的抵抗感染的能力。适应性免疫是宿主清除感染病毒或防止再次感染的最好方式，包括体液免疫和细胞免疫。

（一）体液免疫

一般来说，体液免疫主要通过黏膜表面或血液中的抗体来清除病毒并防止再次感染。其作用机制为：抗体可封闭病毒表面与宿主细胞结合的位点，或者改变病毒表面构型，从而阻止病毒的吸附、侵入。抗体与病毒结合后形成的免疫复合物，可由巨噬细胞吞噬并清除。

（二）细胞免疫

参与机体抗病毒细胞免疫应答的主要效应因素为CD8$^+$细胞毒性T细胞和CD4$^+$辅助性细胞。

1. CD8$^+$细胞毒性T细胞

CD8$^+$细胞毒性T细胞通过其抗原受体识别病毒感染的靶细胞，通过细胞裂解和细胞凋亡两种机制直接杀伤靶细胞，清除或释放细胞内的病毒，并在抗体的配合下清除病毒。这种作用方式是终止病毒感染的主要免疫机制。此外，CD8$^+$细胞毒性T细胞还可分泌多种细胞因子来发挥抗病毒作用。

2. CD4$^+$辅助性细胞

CD4$^+$辅助性细胞主要通过释放多种细胞因子，激活巨噬细胞及NK细胞，促进CD8$^+$细胞毒性T细胞的增殖、分化，在抗病毒感染中发挥重要作用。

三、抗病毒免疫持续时间

（1）对于全身性病毒感染，痊愈后免疫牢固且持续时间长；对于局限性病毒感染，常引起短暂的免疫，机体可多次感染。

（2）对于单一血清型的病毒感染，病后免疫牢固且持续时间长；对于多血清型的病毒感染，经感染所建立的免疫只对该型病毒有免疫作用，对其他型病毒无免疫作用。

（3）对于抗原易变异的病毒感染，病后只产生短暂免疫力。

第四节　病毒与肿瘤

大量研究提示，病毒与人类肿瘤的发生、发展密切相关，尤其是肝癌和宫颈癌。肿瘤的发生、发展是一个多步骤的过程，无论是否有病毒感染，均与多种原癌基因的激活与抑癌基因的失活有关。可致肿瘤的病毒通常是作为一种辅助因子，促进细胞的恶变。肿瘤的形成不是病毒感染的必然结果，但致瘤病毒通常是肿瘤发生过程中的诱发因素，并可通过多种不同的机制诱发肿瘤的发生。病毒引起肿瘤的机制较为复杂，其所引起的慢性炎症、病毒DNA与人体DNA的整合以及病毒蛋白的合成等，都不同程度地参与了肿瘤的发生、发展。

一、炎症

病毒感染机体后会导致细胞、组织的破坏，进而促使机体免疫系统启动和一些炎症介质释放。在细胞、组织的修复与再生过程中，更新换代增快，导致基因突变（gene mutation）不断增多，增加了细胞癌变的风险。炎症介质的长期作用也能促使器官、组织发生纤维化，使其丧失原有功能、形成纤维化再生结节，进一步增加癌变的风险。

二、整合

部分病毒具有将自身DNA整合至宿主DNA的能力。这一方面能够帮助其逃过宿主免疫系统的识别，另一方面也使其能够更易在宿主内繁殖，增加宿主基因突变的风险。乙型肝炎病毒（hepatitis B virus，HBV）就具有这一特性。HBV可将自身DNA片段整合至宿主DNA中（图1-4），导致插入突变（insertional mutation）、细胞内原癌基因（proto-oncogene）过度表达或抑癌基因（anti-oncogene）失活等，进而导致肿瘤的发生。

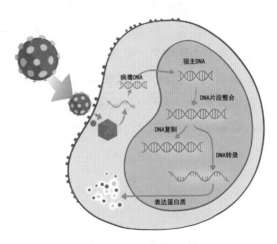

图1-4　病毒的整合过程

三、病毒蛋白

部分病毒在感染细胞后能够合成特异性的病毒蛋白。这些特异性的病毒蛋白对宿主具有毒性作用。如丙型肝炎病毒（hepatitis C virus，HCV）感染肝细胞后合成的一些特殊的蛋白质对肝细胞具有毒性作用，可引起肝细胞损伤。除此之外，HCV还可合成抑制细胞凋亡的蛋白质，可干扰正常的细胞周期，促进DNA合成，从而使肝细胞不断增殖，最终导致肝癌的发生。

第五节 病毒相关肿瘤的特征

与一般肿瘤相比，病毒相关肿瘤由于与病毒的密切联系而具有其独特性。从预防、发病、治疗到预后，这些独特性表现在疾病的整个进程中。

一、可预防性

可预防性（preventability）指如果采取一定的预防措施，疾病的发病率可得到显著的降低。发病率（morbidity）是指一定时间内、一定人群中某病新发生的病例数占总人数的比例。由于病毒相关肿瘤的发生与病毒感染息息相关，如果在预防肿瘤发生时首先就预防病毒的感染，那么就可以大大降低病毒相关肿瘤发生的可能性。人体内的病毒含量，又称病毒载量，其值越高，疾病发生的风险越大。

预防病毒感染在公共卫生中属于一级预防，也叫作病因预防。疾病的预防措施可以分为三级，依次是病因预防、改善预后（预期后果）、提高生存质量。肿瘤的一级预防是指减少引起肿瘤发生的因素，降低人群的发病率。二级预防是指早发现、早治疗、早诊断，以提高肿瘤治愈或患肿瘤后生存的概率。三级预防是指通过临床治疗减轻患者的痛苦、延长患者的生命，同时提高患者的生命质量。在能够采取措施的时候应尽可能尽早地采取一级预防措施，首先考虑预防疾病的发生。其中，预防病毒相关肿瘤发生最有效的方法就是预防相关病毒的感染。可以通过主动接种疫苗来预防，必要的时候，应根据医嘱注射免疫球蛋白等生物制剂。

需要强调的是，"可预防性"并不是说不感染病毒就一定不会发生病毒相关性肿瘤，而是发生的概率大大降低。与很多危险因素并不明确的疾病相比，病毒相关肿瘤更具有可预防性。

二、传染性

传染性（infectivity）是指病原体可以在人与人之间、人与其他物种之间、其他物种与物种之间传播。传染病（communicable diseases）是由病原体感染人体后所引起的具有传染性、可以传播的疾病。传染的过程一般分为三个步骤：患者排出病原体，病原体在环境中传播，病原体感染新患者。

病毒的特性之一是具有传染性。病毒相关肿瘤也因之具有了传染性。病毒相关肿瘤的传染性不同于一般的传染病。肿瘤细胞无法通过自身主动排至患者体外，在外界环境中也难以存活。即使人工接种肿瘤细胞，成功率也难以保证。因此，肿瘤是无法直接在人与人之间传播的，而病毒可以。病毒在人与人之间的传播是直接的，病毒相关肿瘤在人与人之间的传播是间接的，是基于病毒的传染性实现的。相关病毒在人与人之间传播，继而引起病毒相关肿瘤。打破病毒的传播链就可阻断病毒相关肿瘤的"蔓延"。

而正是由于病毒相关肿瘤不是严格意义上的传染病，所以病毒的传染不一定会诱发肿瘤。每一次肿瘤的发生依然要经历病毒感染，而后一步步诱导细胞癌变的自然过程，及时地阻断疾病发展可以有效控制肿瘤的发生。

三、家族聚集性

家族聚集性（familial aggregation）是指在一个家族里，病例集中出现，远远高于平均发病率。家族聚集性疾病不等价于遗传病。遗传病是指遗传物质发生改变导致的疾病。该遗传物质的改变具有在血亲中传递的特点。毋庸置疑，遗传病具有家族聚集性的特点。但具有家族聚集性特点的疾病并非都是遗传病，患者的遗传物质并非一定改变。

病毒相关肿瘤具有家族聚集性主要是基于病毒的传染性。家族成员之间密切接触，共享生活空间，尤其是生活在卫生条件较差的地方，给病毒传播提供了便利。

另外，病毒相关肿瘤的家族聚集性也源于遗传因素。肿瘤遗传学是研究肿瘤与遗传的关系的一门学科。其认为肿瘤是多种因素共同作用的结果，包括遗传与环境。尽管人们都接触各种致癌因子，但并非人人都发生肿瘤，这表明还存在个体易感性的差异。个体易感性在很大程度上是遗传因素决定的。遗传肿瘤并不是肿瘤直接在亲子代中传递，而是遗传个体易感性。因此病毒相关肿瘤的家族聚集性也与遗传因素有关。

此外，一同生活的群体，即使没有血缘关系，仍然可能出现聚集发病的情况。

四、辅助诊断与监测

对患者进行病毒感染的检测，可以辅助临床诊断病毒相关肿瘤。虽然由于影像技术及各种肿瘤标志物检测技术的发展，现在很少将是否感染病毒作为是否患有病毒相关肿瘤的主要判断标准，但其仍然可以用于增加医生诊断的准确度。

在病毒相关肿瘤的治疗过程中，除了针对肿瘤进行治疗，使用抗病毒药物针对病毒进行治疗也十分重要，并且病毒的复制水平可以作为疾病进展的一个判断指标。病毒的复制状态相当于其活性状态，而病毒的复制水平代表了人体内病毒的活跃度。活跃的病毒越多，病毒的有生力量越大，危害越大。因此，治疗过程中可用病毒的复制水平的改变来检验治疗的效果。准确地说，病毒的复制水平可以用于监测病毒的治疗效果，从而进一步监测病毒相关肿瘤的治疗效果。临床治疗中，通常会将实体肿瘤的大小与形态变化作为判断的主要依据。

五、病毒监测、预后

病毒的消灭，主要依赖的是人体免疫系统所产生的免疫反应。体液免疫在其中发挥不可或缺的作用。B细胞产生的抗体与病原微生物携带的抗原结合，然后由巨噬细胞来消灭二者的复合物。针对人体内病毒进行的治疗是通过药物诱发机体增强对抗病毒的能力。患者康复后，体内产生的抗体会持续存在一段时间，对机体起到持续的保护作用，可以用于判断预后。

体内监测出抗体不能单纯等价为健康。抗体是由抗原刺激机体的免疫系统产生的，并非抗原清除之后体内才会存在抗体。因此，抗体的存在时常提示病原体的感染，提示疾病状态。而具体抗体的存在是代表疾病状态还是康复状态，需要根据抗体类型、抗体水平等多种因素综合分析。

第二章 HBV、HCV 相关肿瘤

第一节 HBV 概论

乙型肝炎病毒（hepatitis B virus，HBV）是引起乙型肝炎的病原体，属嗜肝DNA病毒科。该科病毒包含正嗜肝DNA病毒属和禽嗜肝DNA病毒属，引起人类感染的是正嗜肝DNA病毒属。HBV感染是全球性的公共卫生问题，我国是乙型肝炎的高发流行区。

一、形态与结构

HBV在电子显微镜下呈三种不同形态的颗粒结构，分别为大球形颗粒、小球形颗粒以及管形颗粒。

1. **大球形颗粒（Dane颗粒）**

大球形颗粒为完整的具有感染性的病毒颗粒，电子显微镜下观察呈直径约42nm的球形，具有双层结构。外层为病毒的包膜，由脂质双层和包膜蛋白构成。包膜蛋白有三种类型，包括小蛋白（small protein，S蛋白）、中蛋白（middle protein，M蛋白）和大蛋白（large protein，L蛋白）。S蛋白是HBV表面抗原（hepatitis B surface antigen，HBsAg），即包围在HBV外表的抗原，可干扰HBV与相应抗体的结合。内层是病毒的核心——核衣壳。核衣壳表面的抗原为HBV核心抗原（hepatitis B core antigen，HBcAg）。核心内部含有病毒双链DNA和DNA多聚酶。

2. 小球形颗粒

小球形颗粒为直径约22nm的中空颗粒，主要由HBV表面抗原组成，内部不含DNA或DNA多聚酶，不具感染性，但可大量存在于感染者的血液中。

3. 管形颗粒

管形颗粒为小球形颗粒串联聚合而成的一种颗粒形式，直径约为22nm，长度约100~500nm，亦存在于感染者的血液中。

二、基因组结构

HBV基因组结构为不完整双链环状DNA，即两条DNA链长度不同，长者为负链，短者为正链（图2-1）。负链含有完整的HBV基因组，约3200个核苷酸；正链长度约为负链的50%~99%。

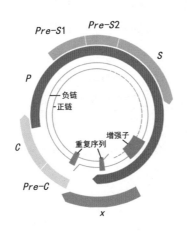

图2-1　HBV的基因组结构与编码蛋白

HBV负链DNA包括4个可读框（ORF），分别为S区、C区、P区和X区。所谓可读框，是指从起始密码子开始，在三联体读框的倍数后出现终止密码子之间的一段序列，有可能编码一条多肽链或一种蛋白质。

1. S区

S区由S基因、Pre–S2基因和Pre–S1基因组成。其中，S基因和Pre–S2基因编码M蛋白；S基因、Pre–S2基因和Pre–S1基因编码L蛋白；S基因编码S蛋白，即HBsAg。HBsAg在感染者的血液中大量存在，为HBV感染的主要标志。HBsAg可诱导机体产生体液免疫及细胞免疫，为疫苗制品的主要成分。

2. C区

C区包含Pre–C基因和C基因。两者共同编码Pre–C蛋白，此蛋白经加工切割后即为HBeAg，分泌到血液循环。HBeAg不参与HBV的结构组成，通常不出现在HBV中。C基因是编码HBV核衣壳蛋白（HBcAg）的基因。HBcAg主要存在于HBV的核衣壳，一般不游离于血液中，难以从感染者的血液中检测出。

3. P区

P区为最长的编码区，编码DNA聚合酶。此酶较为特殊，既具有DNA聚合酶的活性，又具有逆转录酶以及RNase H的活性。

4. X区

X区编码X蛋白。此蛋白具有促进HBV复制的作用，且与肝癌发生密切相关。

三、复制方式

（1）HBV通过包膜L蛋白与肝细胞特定受体结合，吸附于肝细胞表面并进入肝细胞，继而在肝细胞胞质中脱去衣壳。

（2）病毒DNA进入细胞核内，并以负链DNA为模板，在RNA聚合酶的作用下，转录出4种相应的RNA，其中包括前基因组RNA。

（3）病毒前基因组RNA、DNA聚合酶和HBcAg在胞质中装配成核衣壳。

（4）在HBV核衣壳内，在具有逆转录酶活性的DNA聚合酶的作用下，以前基因组RNA为模板，逆转录合成HBV负链DNA。

（5）在肝细胞的内质网及高尔基体内，核衣壳进一步加工并获得包膜和包膜蛋白，从而成为完整的病毒颗粒，分泌到细胞外，从而完成病毒复制的全过程。

四、传播途径

已确诊的乙型肝炎患者和无症状HBV携带者是HBV的主要传染源，主要通过以下几种途径进行传播。

1. 血液传播

HBV大量存在于血液中，少量含有病毒的血液或血制品进入人体即可导致感染。因此，输血或血制品、外科手术、血液透析等诊疗过程均可致HBV感染。另外，纹身、皮肤黏膜微小损伤及静脉药瘾者也有HBV感染的风险。

2. 母婴传播

母婴传播主要是指宫内传播、围产期传播以及分娩后传播。携带有HBV的母亲可以通过血液感染胎儿。围产期传播途径是母婴传播的主要途径。

3.性传播及密切接触传播

已证实HBV感染者的精液、阴道分泌物、唾液等体液中含有HBV，因此，与其密切接触及进行不洁性交均有可能导致HBV感染。

第二节　HCV概论

除了乙型肝炎病毒，还有一种严重危害人类健康的肝炎病毒——丙型肝炎病毒（hepatitis C virus，HCV）。HCV是引起丙型肝炎的病原体。丙型肝炎最早被命名为肠道外传播的非甲非乙型肝炎（parenterally transmitted nonA，nonB hepatitis，PT-NANB）。Choc等科学家对PT-NANB进行深入研究，首次获得了其病原体的全基因组序列，并将这种病原体命名为HCV，将其引起的疾病重新命名为丙型肝炎。

HCV的感染是全球性的，在南美洲和亚洲相对较多。HCV主要通过血液传播，也能通过母婴传播。HCV的感染很容易慢性化，即人体在急性感染HCV后很容易继续发展成慢性肝炎，部分患者可能继续进展为肝硬化甚至肝癌。

一、形态结构

科学家观察到HCV的结构呈球形，直径约60nm，核衣壳外有包膜，包膜上有突起。

衣壳、包膜上的蛋白质是HCV的"身份标签"，当HCV与人体的免疫系统相遇时，人体的免疫系统通过这些蛋白质来识别HCV，从而激活特异性免疫。但HCV包膜上有两种"狡猾"的蛋白质：包膜蛋白1（E1）和包膜蛋白2（E2）。编码这两种蛋白质的基因极容易变异，从而导致这两种蛋白质发生变异。变异后的蛋白质不能被免疫系统特异性识别，使得HCV可以避开人体的特异性免疫的作用，从而能在机体内长期存在，引起人体的慢性感染，导致慢性肝炎。这就是HCV感染容易慢性化的原因。同时，这种极易变异的特性对疫苗的研发是很大的阻碍，因为疫苗研发的速度远远跟不上HCV变异的速度，而且感染后的人体内往往有多种变异株。因此，要想使用疫苗达到预防的目的，需要针对多种变异株制作出相应的疫苗。

HCV的包膜内是核衣壳，核衣壳由衣壳蛋白和病毒基因组成。衣壳蛋白具有很强的抗原性，即能引起强烈的免疫应答。这种蛋白质能诱导机体产生细胞免疫，其表面有很多个能被T细胞识别的位点。T细胞识别这种蛋白质后会攻击被HCV感染的肝细胞，清除肝细胞内的病毒，但同时也会导致肝细胞损伤。

二、基因组结构

HCV是单链RNA病毒，它的遗传物质是一条由核糖核苷酸组成的单链。这条链的两端是非编码区，中间是编码区。由5'端到3'端依次是5'端非编码区、编码区及3'端非编码区。

1. HCV的5'端非编码区

5'端非编码区内有核糖体进入位点。核糖体在该位点与病毒的RNA单链结合并调节病毒遗传物质的表达。由于5'端非编码区具有保守性，所以在进行PCR诊断时，这段常被用作PCR引物的结合位点，科学家根据这部分的基因序列来设计引物。

2. HCV的编码区

编码区占整条链的90%以上，整个编码区只有一个很长的可读框。一个可读框会被翻译成一条肽链。HCV的这个可读框能编码出一个约含3010~3033个氨基酸的前体蛋白。通过切割加工可得到组成病毒结构的蛋白质分子和病毒必需的酶类，例如核衣壳蛋白、包膜蛋白1（E1）、包膜蛋白2（E2）、蛋白酶、解旋酶、RNA聚合酶等。这些酶中，RNA聚合酶对HCV的复制起重要作用，已成为抗病毒药物的重要靶点。编码包膜蛋白1和包膜蛋白2的区域易发生变异，特别是编码包膜蛋白2的区域，变异性最大。编码包膜蛋白2的区域有两个高变区（hypervariable region，HVR），与病毒的免疫逃逸有关。

3. HCV的3'端非编码区

关于3'端非编码区的确切功能，目前还没有定论。有学者提出此区域与病毒RNA稳定性的维持、病毒蛋白质的翻译有关。

三、传播途径

HCV的传染源是丙型肝炎患者及HCV无症状携带者。血液传播是HCV的主要传播途径。人群对HCV普遍易感。

1. 血液传播

（1）输血。输血曾是HCV最主要的传播途径。反复输血者、接受血液透析者、静脉药瘾者是HCV感染的高危人群。

（2）经破损的皮肤和黏膜传播。

2. 性传播

性传播是HCV的传播途径之一，因此，滥交者和性工作者等也是HCV感染的高危人群。

3. 母婴传播

母婴传播是儿童感染HCV的最常见途径。

第三节 HBV、HCV 与肝癌

一、HBV 与肝癌的发生

在对肝癌的研究中，科学家发现很大一部分肝癌患者都有肝炎感染史，尤其是乙型肝炎感染史，且多为慢性、长期的感染。于是人们开始研究HBV与肝癌的关系。在进行了许多流行病学调查、病例回顾分析后，人们逐渐发现HBV是引起肝癌的一个重要因素。

HBV感染可引起急性肝炎（acute hepatitis）、慢性肝炎（chronic hepatitis）、肝硬化（liver cirrhosis）和肝癌等疾病。

HBV相关肝癌的发生主要与HBV引起的肝硬化有关。肝硬化是一种弥漫性肝细胞破坏、纤维性组织增生导致的肝脏结构重塑和功能受损的临床疾病。但也有证据表明，无肝硬化的HBV感染患者也可以发生肝癌。

HBV主要感染肝细胞并引起一系列持续的肝脏病变。目前研究认为，HBV主要通过分子学机制和免疫因素引起肝癌。一方面，HBV通过将自身的DNA整合到宿主的基因组中，引起某些蛋白的合成增多、一些基因的激活以及一些信号分子的释放，从而激活下游一系列通路，最终导致正常肝脏细胞发生癌变。另一方面，HBV通过刺激宿主免疫系统，引发肝脏长期的炎症反应。这种炎症反应可以引起血管通透性的增加、血浆和蛋白质的渗出以及白细胞的聚集等，从而逐步导致肝脏纤维化、肝硬化，最终进展为肝癌。

（一）HBV将自身DNA整合到宿主基因组

HBV是一种DNA病毒，在感染宿主的过程中可以将自身的DNA片段广泛地整合到宿主的基因组中。研究者通过对大量慢性肝炎患者组织的检测，发现80%~90%的慢性肝炎患者组织中存在HBV的DNA的整合。有研究表明，HBV在宿主基因组中的整合并非随机的，而是偏好一些特定的基因位点，而这些基因位点的改变与肝癌的发生密切相关，提示HBV将DNA片段整合到宿主的行为与癌症的促成和肿瘤的进一步恶性发展密切相关。

HBV整合促使肝癌发生、发展的机制如下：

（1）整合增加了宿主基因组的不稳定性，可导致插入突变。这是目前最为公认的机制。

（2）整合影响了宿主基因的正常功能。HBV整合片段可导致细胞内原癌基因的过度表达或抑癌基因的失活等，即如果病毒的基因片段插入了宿主基因组中的抑癌基因所在的区域，则将使得宿主的抑癌基因的表达与功能受到抑制。

（3）整合后的基因转录后，形成新的、具有致癌作用的病毒-宿主基因融合蛋白，影响细胞内的信号通路，促进肿瘤的进一步发展。

（4）近年来，一些研究发现HBV相关肝癌的特异性抑癌基因和启动子存在高甲基化修饰。启动子是开启蛋白质转录，促使基因表达的"开关"。HBV导致的启动子高甲基化修饰能够降低或抑制启动子的功能，肝癌特异性抑癌基因的表达受到抑制，使得肿瘤得以发生发展。

（二）炎症与免疫因素

慢性炎症在不同类型的肿瘤中都有重要的作用。肝炎的持续存在使肝细胞反复地损伤与修复、凋亡与再生。在这一过程中，肝细胞更新换代增快，导致基因突变不断增多，增加了细胞癌变的风险。慢性炎症也促使肝脏发生纤维化，并逐步进展为肝硬化，增加了肝癌发生的风险（图2-2）。

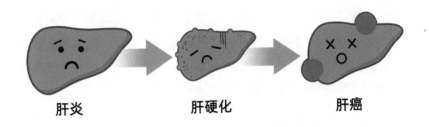

图2-2　肝炎、肝硬化、肝癌演变过程示意图

同时，T细胞功能的紊乱、一些信号分子的分泌和某些信号通路的改变，也在一定程度上促进了肝癌的发生、发展。比如，HBV感染激活了与机体免疫有关的信号通路，增加了免疫逃逸的可能。此外，T细胞中有一个亚群是Treg细胞，它主要维持机体对自身抗原的耐受力，也就是避免机体免疫系统攻击自身细胞，并且它还可以通过抑制其他细胞的免疫应答来抑制自身免疫性疾病。在正常生理状态下，Treg细胞发挥其抑制免疫的功能以保护机体自身的细胞。但在HBV感染后，Treg细胞的活性增加，引起了Treg细胞的增殖及功能的强化。Treg细胞在保护自身细胞的同时也保护了肝癌细胞，阻止了宿主对肝癌细胞的抗肿瘤免疫反应，使得肝癌得以发展。

（三）氧化与抗氧化失衡因素

目前的一些研究证明，HBV感染宿主后可诱导活性氧自由基（reactive oxygen species，ROS）的产生。ROS可导致机体内的氧化与抗氧化失衡，细胞的正常状态被打破，此时的状态称为氧化应激（oxidative stress）。ROS的增加可导致脂质、蛋白质、DNA的损伤，从而影响一些信号通路的激活或者导致信号通路的改变，进一步影响基因的表达、细胞的代谢与凋亡等生理过程。除此之外，ROS诱导的DNA氧化损伤可能会增加染色体畸变的概率，导致细胞癌变的风险增加。ROS还可激活一些血管生成通路，新生的血管能将丰富的营养运输至肿瘤细胞生长的区域。"饥饿"的肿瘤细胞有了营养支持后能够快速代谢、快速增殖。

（四）miRNA 因素

miRNA是一类不参与蛋白质编码的小RNA分子（约10~25个核苷酸长度），其主要功能是在转录过程中及转录结束后，对基因的表达进行调控。miRNA可通过阻止翻译过程的进行，或者减少特定基因的表达来阻止某些特定基因发挥功能。研究表明，miRNA的特异性改变，可使得一些原本不表达、低表达的基因转变为高表达，促进了肝癌的发生、发展。

二、HCV 与肝癌的发生

现有许多研究表明，HCV感染是肝癌发生的一项重要危险因素。HCV致癌的机制之一是其所致的慢性活动性肝炎能引起持续的肝细胞变性和坏死。这种致癌作用并非HCV对肝细胞的直接转化作用，而更可能是在肝细胞生长和分化中起间接作用，如活化生长因子、激活癌基因或DNA结合蛋白。有研究指出，在通过免疫组织化学、巢式PCR和DNA测序等方式对肝癌患者进行HCV的检测后发现，HCV感染与原发性肝癌的发病存在统计学上的相关性。其他证据表明，在抗HCV阳性的肝癌中，大多数患者的肝组织中能检出HCV序列，这也支持了HCV感染参与肝脏发生癌变的假说。另外一些研究表明，HCV与HBV重叠感染对原发性肝癌的发生可能有协同作用。

与HBV类似，HCV相关肝癌也与HCV引起的肝硬化密切相关。虽然目前HCV的感染已经可以治愈，但是目前尚缺乏针对HCV的疫苗，HCV仍是导致我国原发性肝癌发病率逐渐升高的主要因素之一。

（一）炎症与免疫因素

HCV感染可以导致急性肝炎、慢性肝炎、肝硬化和肝癌。HCV引起的肝炎超过50%为慢性感染，这种慢性感染可导致肝纤维化、肝硬化，甚至引起肝癌。及时的抗病毒治疗可以减缓多数HCV感染患者肝纤维化的进展。

与HBV类似，HCV感染引起肝脏长期的炎症反应也可造成肝细胞反复的损伤与修复、凋亡与再生，细胞在修复与再生的过程中容易导致一些基因突变不断积累，增加了肝癌发生的风险。另外，在肝细胞再生的过程中，可能会出现异常的再生结节，目前研究认为这种再生结节的出现提示肝癌发生的风险高。同时，肝脏组织逐渐纤维化，继而可进展为肝硬化和肝癌。其具体机制如下。

1. HCV感染引发的宿主免疫反应

研究证实，HCV感染后，肝脏组织可生成HCV特异性细胞毒性T淋巴细胞。该细胞是T细胞的一个亚群，它可直接攻击HCV感染的肝细胞，引起被感染细胞的凋亡。这一方面可在一定程度上清除病毒、阻止HCV的持续感染，但另一方面也加重了肝脏自身的损伤。

2. 宿主的自身免疫（autoimmunity）

正常情况下，机体的免疫系统只对自身以外的异物（如细菌、病毒等）产生免疫反应。而自身免疫则是指机体对自身成分产生免疫反应，这种自我攻击式的免疫反应可引起机体的损伤。有研究显示，HCV感染者体内存在多种自身抗体，因此研究推测HCV感染可诱发自身免疫反应，造成机体的损伤。

3. 肝细胞的脂肪变性

HCV基因型中的Ⅲ型可能导致中性脂肪在肝细胞中蓄积，这种现象称为细胞的脂肪变性。肝细胞脂肪变性是病毒性肝炎中常见的一种组织病变，此时的肝细胞常呈小泡或大泡性脂肪变性。出现局部的肝细胞肿大、淋巴细胞浸润成簇，易发展为慢性病变。随着时间的推移，脂肪变性会加速Ⅲ型HCV感染患者肝纤维化的进展。大量证据表明，肝细胞脂肪变性是导致HCV感染伴肝硬化患者进展为原发性肝癌的重要因素。

（二）HCV 直接引起细胞损伤

HCV在肝细胞内复制，干扰了细胞内大分子的合成，阻碍了肝细胞发挥其正常的功能。同时，HCV的感染可增加肝细胞溶酶体膜的通透性，导致溶酶体中的一些成分进入细胞质，导致细胞质中蛋白质、核酸等物质被消化，最终导致细胞损伤。

（三）HCV 表达产物的毒性作用

基因的表达产物即基因表达过程中产生的RNA、蛋白质等物质。HCV感染肝细胞后，可合成一些特殊的蛋白质。这些蛋白质对肝细胞具有毒性作用，可引起肝细胞损伤。除此之外，HCV还可合成抑制细胞凋亡的蛋白质。这种蛋白质可干扰正常的细胞周期、促进DNA合成以促进肝细胞的不断增殖，最终导致肝癌的发生。

三、肝癌的流行病学

肝癌是我国高发的一种恶性肿瘤。肝癌的发病率在不同地区、不同时期、不同人群中有不同的特点。

（一）地区分布

1. 肝癌的全球发病状况

全球肝癌的死亡率和发病率存在较明显的地理上的差异，高发区是非洲撒哈拉沙漠以及东亚等部分地区。发病率较低的区域是北美、北欧和大洋洲等地区。南欧地区等肝癌发病率居中。

2. 我国肝癌的地理分布特点

我国肝癌的发病率在不同地区略有不同：东南地区的发病率高于西南、西北和华北地区，沿海地区高于内陆。发病率比较高的地区有广东、江苏、广西等。这些地区有一些共同特点：温暖、多雨、潮湿。

（二）时间分布

发达国家的肝癌发病率有上升趋势，而发展中国家的肝癌发病率有下降趋势。总的来看，我国肝癌的发病率呈下降趋势。

（三）人群分布

1. 性别

全球各地的数据表明男性的肝癌发病率显著高于女性，通常男性与女性的肝癌发病率比例在2：1～4：1。在我国，越是肝癌高发地区，男性与女性的发病率比例越大，低的地区为1：1，而高的地区可达6：1。

2. 年龄

不同年龄段的肝癌发病率有所不同。几乎所有地区女性的肝癌发病高峰年龄段都比男性要大5岁左右。近几年的研究发现，肝癌的发病率、死亡率有向低龄组推移的趋势。

3. 人种

肝癌在不同人种中发病率有所不同。

四、肝癌的病因和发病机制

HBV、HCV等感染是引发肝癌的重要因素，除此之外，还有一些因素可导致肝癌的发生。

（1）HBV感染所致的病毒性肝炎是导致我国患者产生肝癌的主要病因，而西方国家则以HCV感染更为常见。HBV可将自身DNA整合到宿主的基因组中，使原癌基因激活、抑癌基因失活，增加基因组的不稳定性，从而使细胞发生癌变。HCV的致癌机制与HCV序列的变异有关。这种序列变异可以使HCV如同穿了"隐身衣"一样逃避宿主免疫系统的识别，使得HCV不易从宿主体内被清除，从而导致肝细胞的持续感染，使肝脏出现长期慢性的炎症。慢性炎症可导致肝细胞反复发生损伤和修复、凋亡和再生，从而使一些基因突变不断积累，破坏细胞增殖与凋亡的动态平衡，导致癌症的发生。

（2）黄曲霉毒素的流行病学研究数据表明，粮食被黄曲霉毒素污染严重的地区，当地人群肝癌的发病率高。其原因可能是黄曲霉毒素B（黄曲霉毒素的代谢产物之一），能影响肝癌相关基因的表达，从而导致肝癌的发生。

（3）病毒性肝炎导致的肝纤维化、酒精性肝病及非酒精性脂肪肝所致的肝纤维化、肝硬化是肝癌发生的重要危险因素。

（4）其他的肝癌高危因素：①长期接触亚硝胺类、偶氮芥类、氯乙烯、有机氯农药、苯酚等化学物质；②寄生虫感染，如华支睾吸虫和血吸虫感染；③长期饮用受污染的水和藻类异常繁殖河沟中的水；④长期接触香烟中的多种化学成分如亚硝胺、多环芳烃和尼古丁。

上述各种因素均可造成肝细胞的损伤，而损伤后的肝细胞会修复、再生，在长期的修复过程中，其生物学特点可逐渐发生变化，基因突变不断积累，导致细胞增殖与凋亡失衡。各种致癌因素也可导致原癌基因表达增加，而抑癌基因表达受到抑制。慢性炎症和肝纤维化过程中的新生血管的形成，可为癌细胞提供丰富的营养，为肝癌的发生、发展创造重要条件。

五、肝癌的临床表现

本病多见于中年男性，起病隐匿，在早期一般没有典型症状。临床症状明显的患者，病情大多已经进入中晚期。本病常在肝硬化基础上发生，或者首先出现转移病灶（即肝癌细胞通过淋巴管、血管等途径转移到其他器官并生长）症状，容易漏诊或者误诊。中晚期的临床表现如下所述。

1. 肝区疼痛

本病最常见的症状为右上腹的肝区疼痛，多呈现右上腹持续性钝痛或胀痛，与癌性肿物生长、肝外层包膜受到牵拉有关。如果病变侵犯膈肌，疼痛可牵涉至右肩或右背部。肝表面的癌肿破裂，可以引起突发的剧烈腹痛，并迅速从肝区蔓延至全腹。

2. 肝大

肝脏会进行性增大，质地坚硬，表面凹凸不平，边缘不整齐，经常有大小不等的结节，即局限的边界清晰的小的肿物，常常出现压痛。肝癌组织突出于右肋下或中上腹时，上腹可能呈现局部饱满或隆起。

3. 黄疸

黄疸指眼睛的巩膜、皮肤、黏膜及其他组织被染成黄色。黄疸一般出现于肝癌晚期。

4. 肝硬化征象

有的患者患有肝硬化而肝脏无法正常行使生理功能时，可表现为腹腔出现积液并且迅速增加，治疗难度很大；血性的积液为肝癌侵犯至肝表面的包膜等导致的。严重者还可能出现呕血、柏油样大便等。

5. 全身表现

肝癌患者可出现进行性的消瘦、发热甚至出现恶病质，具体表现为极度消瘦，贫血，完全卧床，生活不能自理，极度痛苦，全身虚弱等。如果转移到肺、骨、颅脑、淋巴结或胸腔等处，可出现相应的症状，如咳嗽、咳血、意识障碍等。一部分患者可以以转移病灶引发的症状为首发症状而就诊。

6. 伴癌综合征

伴癌综合征为癌肿本身代谢异常或者肝癌患者内分泌代谢异常

而导致的综合征，可表现为红细胞增多症等，罕见的有高钙血症、高脂血症等。

六、肝癌的辅助检查

（一）肝癌标志物检查

1. 甲胎蛋白（alpha fetoprotein，AFP）

甲胎蛋白是特异性诊断肝癌的一种生物标志物，被广泛地用于肝癌的普筛、诊断、评估和预测。一般情况下，甲胎蛋白水平的升高是诊断肝癌的条件之一。对于不典型的患者应该结合影像学检查结果及其肝功能变化进行综合分析。大约30%的肝癌患者的甲胎蛋白水平可能正常。

2. 其他肝癌血清标志物

多种生物标志物有助于甲胎蛋白检测未见升高的肝癌的临床诊断和与其他疾病的鉴别诊断。

（二）影像学检查

1. 超声（ultrasound，US）

超声是目前进行肝癌筛查的首选检查方法，具有价格低廉、方便易行及无创等优点，可检出肝内直径超过1cm的占位性病变。运用多普勒效应或者使用超声造影剂，可了解到病灶的供血状态，判断该病变的良恶性，同时有助于引导临床医生进行肝穿刺活体组织检查。

2. 增强计算机断层扫描（CT）及核磁共振成像（MRI）

增强CT及MRI即向静脉中注入造影药物后再进行CT及MRI检查，通过此项检查可以更加客观以及更敏感地显示肝癌影像。其对约1cm的肝癌检出率可达到80%，是诊断及确定治疗策略的重要手段。MRI为非放射性的检查，可以在短期内重复进行。CT平扫的结果大多为低密度的占位肿物，部分可出现晕圈征（肿块周围—圈薄的透亮带，有时仅显示—部分），大肝癌常常出现中央坏死。增强CT会呈现动脉期和静脉期两个时期的图像，为造影药物由动脉进入静脉而产生的不同的影像，动脉期病灶的密度会高于周围的肝组织，但随即密度快速下降，低于周围的正常肝组织，并且持续数分钟。因此，肝癌会经常呈现出特征性的影像学表现。

3. 数字减影血管造影（digital subtraction angiography，DSA）

当增强CT或MRI难以确诊疑为肝癌的小病灶时，可经肝动脉行DSA检查。DSA检查为肝癌诊断的一项重要的补充手段，对于直径1~2cm的小肝癌，可作出更精确的诊断。

4. 正电子发射计算机断层扫描（PET-CT）、发射单光子计算机断层扫描（SPECT-CT）

PET-CT具有灵敏、准确、特异性高及定位精确等特点，有助于了解全身整体状况，可达到早期发现病灶和诊断疾病的目的，可以提高诊断和评估疾病进展的精确性。

（三）肝穿刺活体组织检查

组织学检查是确诊肝癌的可靠方法，但是该项检查为有创的，并且偶尔有出血或者针道转移的风险。在无创的检查还不能确诊时，可以考虑应用。

七、肝癌的治疗

肝癌对于化学治疗和放射治疗都不敏感，常用的治疗方法有手术切除、肝移植、射频消融术、血管介入等。目前肝癌治疗中最有效的一种方法为开展肝癌的治疗性切除术。目前的手术虽然可以切除一些较大的肝癌，但术后残留肝是否可以维持患者以后的生活需求是手术成败的关键。

（一）手术治疗

手术前应该评价肝功能的储备。如果预期保留的肝组织体积比较小，则应该测定剩余的肝脏体积。剩余的肝脏体积一般必须占到标准的肝脏体积的40%以上才能成功实施手术切除。由于手术切除仍有很高的复发率，因此，术后都应常规加强综合治疗和随访。

（二）局部治疗

1. 射频消融术（radio frequency ablation，RFA）

射频消融术是将电极插入肝癌组织中，运用电流热效应等数种物理方法毁损病灶。射频消融术是肝癌微创治疗中最具有代表性的一种消融方式，适用于肝癌较小的患者。

2. 微波消融

微波消融的特点为消融效率高，但是需要辅助温度监控系统，以防伤到更多的正常肝组织。

3. 经皮穿刺瘤内注射无水乙醇（percutaneous ethanol injection，PEI）

PEI是直接将无水乙醇注入肝癌组织中，使癌细胞脱水坏死。PEI对肝癌较小的患者治疗效果较为理想。

4. 肝动脉栓塞

肝动脉栓塞是通过阻断肿瘤的血供，使得肿瘤的营养供应中断而不能满足肿瘤的快速生长的需要，从而使肿瘤细胞逐渐死亡。肝动脉栓塞具有创伤小、靶向性好、患者易接受、可重复的特点，也是目前非手术治疗中晚期肝癌的一种常用方法。

（三）肝移植

对于肝癌合并有肝硬化的患者，肝移植可以将患肝切除，是一种治疗肝癌和肝硬化的非常有效的方法。但是如果肝癌已经有血管侵犯和远处转移（常见部位有肺、骨），则不适宜进行肝移植。

（四）药物治疗

索拉非尼（sorafenib）是获得了批准，可用于治疗肝癌的靶向药物。

（五）患者教育

1. 休息

患者不宜进行高强度体育锻炼和重体力活动。代偿期的患者可以从事较轻的体力活动，失代偿期的患者应该多卧床休息。患者应保持情绪稳定，尽量减轻心理压力。

2. 酒精及药物

严格禁酒。患者应避免服用不必要并且疗效不太明确的药物，如复方感冒药、不正规的中药和保健品，以减轻肝脏的代谢负担，避免肝脏的毒性损伤。失眠的患者应该在医生指导下谨慎使用镇静催眠类药物。

3. 进食习惯

对于已经存在胃壁静脉曲张的患者，进食不应该过快、过多，食物不应该过于辛辣、粗糙，并且应该注意避免误吞刺或骨。

食物应该以产气少、易消化的粮食为主，可食用含少量蛋白质和脂肪的食物，常吃蔬菜水果。需保持大便通畅，不应该用力排便。

4. 卫生条件

避免感染。居住环境应通风，宜养成良好的卫生习惯，避免着凉和不洁饮食。

5. 从病因入手

了解病因，坚持针对病因进行治疗，如口服抗病毒药物等。病情稳定的患者，应规律地进行医疗随访，并进行相关的实验室和影像学检查。

6. 日常工作

有轻微的肝性脑病的患者的反应力较差，不应该驾车和进行高空作业。

7. 隔离

乙型肝炎患者及丙型肝炎患者可以同家人、朋友共餐，但家人、朋友应该避免受到来自血液途径的污染，例如不共用剃须刀等可能造成创伤的生活用品。接触患者的开放性伤口时，应该常规戴手套。性生活应该适当，如果没有生育计划，建议使用避孕套。

第四节　HBV、HCV 与肝外肿瘤

HBV、HCV的感染不仅会引起肝癌，许多流行病学调查研究显示，HBV、HCV的感染还可能与乳腺癌、甲状腺癌、肾癌和胰腺癌的发生有关。

一、HBV、HCV 与乳腺癌

（一）乳腺癌的流行病学

乳腺癌是女性常见的恶性肿瘤之一，在引起女性死亡的恶性肿瘤中约占15%，且乳腺癌的发病率呈逐年上升的趋势。在我国，20岁以上的人群的乳腺癌发病率随年龄增加而逐渐上升，发病高峰为45~50岁。与西方国家相比，我国的乳腺癌发病高峰年龄更低。

（二）HBV、HCV 引起乳腺癌的机制

乳腺是多种激素的靶器官，乳腺上有雌激素的受体。目前研究认为雌激素与乳腺癌的发生有直接关系。一些研究推测，HBV和HCV的感染可能与乳腺癌的发病有关，可能会将乳腺癌的发病高峰年龄提前。其原因可能是HBV、HCV感染后易导致肝脏长期的慢性损伤，引起肝功能的障碍。而机体内的雌激素主要在肝脏被灭活，即失去活性、不能进一步与雌激素受体结合而发挥功能。HBV、HCV感染的患者，其肝脏对雌激素的灭活能力下降，从而引起体内雌激素水平的升高，过多的雌激素加强了对乳腺细胞的刺激，增加了乳腺癌发生的风险。

（三）乳腺癌的病因

乳腺癌的病因尚不清楚。月经初潮年龄早、绝经年龄晚、不孕及初次足月生产的年龄晚均与乳腺癌发病有一定关联。遗传因素与乳腺癌的发生也有较密切的关系。研究显示，一级亲属（即父母、子女和亲兄弟姐妹）中有乳腺癌病史者，其发病风险是普通人的2~3倍。除此之外，营养过剩、肥胖可延长或加强雌激素对乳腺细

胞的刺激，从而增加发病风险。生活方式及环境因素与乳腺癌的发病也有一定关系。

（四）乳腺癌的临床表现

在乳腺癌早期，患者常会无意中发现乳房里有无痛、单个的小肿块。肿块质地较硬，表面不光滑，与周围组织界限不太清楚，不易被推动。随着肿瘤增大，可引起乳房局部隆起。

随着肿瘤的进展，肿瘤细胞可以不断浸润、侵犯周围组织。若累及乳腺中连接乳腺腺叶与皮肤的Cooper韧带，可使其缩短而导致乳房表面皮肤凹陷，形成"酒窝征"。肿瘤若累及乳头，可牵拉乳头使其扁平、回缩、凹陷。乳腺癌发展至晚期，可侵入乳腺深面的胸肌，这时肿瘤的位置会比较固定、不易被推动。如果癌细胞侵及皮肤，皮肤可溃烂而形成溃疡，常常有恶臭，易出血。除此之外，肿瘤细胞可以发生远处转移，即转移至其他器官、部位，形成新的病灶，如转移至淋巴结、肺、骨和肝等，引起相应的症状。

（五）乳腺癌的诊断

病史、体格检查以及乳腺的影像学检查（如乳腺超声、钼靶检查与MRI）是临床诊断的重要依据。乳腺超声、钼靶检查等可以显示乳腺中有异常的结节或肿块。肿块、结节表现为边界不清楚，有向周围组织侵犯、浸润的趋势。但要确诊乳腺癌，最终还需根据组织活检的结果判断。

（六）乳腺癌的治疗

乳腺癌的治疗主要是以手术治疗为主的综合治疗。对于乳腺癌早期患者，手术是首选治疗方式。如果患者全身情况差、主要脏器有严重病变、年老体弱，则不能进行手术。

1. 手术治疗

主要的手术治疗方式有保留乳房的乳腺癌切除术、全乳房切除术等。手术方式的选择应结合患者本人意愿，根据患者癌症的分型、分期及辅助治疗的条件而定。对于可切除的乳腺癌，手术应先达到完全切除肿瘤、彻底清扫可能累及的淋巴结的目的，以提高生存率，然后再考虑外观及功能。

2. 化学治疗（chemotherapy）

化学治疗对乳腺癌的效果较好，在乳腺癌的综合治疗中占有重要地位。由于手术尽量切除了肿瘤，术后残存的肿瘤细胞易被化学抗癌药物杀灭。术前化学治疗又称为新辅助化学治疗，多用于局部肿瘤晚期的患者。其目的在于缩小肿瘤，提高手术成功率，同时还可探测肿瘤对化学治疗药物的敏感性。

3. 内分泌治疗（endocrinotherapy）

乳腺癌细胞中雌激素受体（estrogen receptor，ER）含量高者，内分泌治疗有效。内分泌治疗药物主要通过减少雌激素的生成或减少雌激素与ER的结合，以减少雌激素对乳腺细胞的刺激，达到降低乳腺癌术后复发概率、减少对侧乳腺癌发生的目的。

4. 放射治疗（radiotherapy）

放射治疗是乳腺癌局部治疗的方式之一。采用保留乳房的乳腺癌切除术时，应在肿块局部广泛切除后给予适当剂量的放射治疗，以杀灭可能残留的肿瘤细胞，减少复发。

5. 靶向治疗

靶向治疗药物通过与癌细胞表面特异性受体的结合，达到杀灭靶细胞的目的，对正常细胞造成的损伤较少。

二、HBV、HCV 与甲状腺癌

（一）甲状腺癌的流行病学

甲状腺癌是最常见的甲状腺恶性肿瘤，约占全身恶性肿瘤的1%，近年来呈上升趋势。

（二）HBV、HCV 引起甲状腺癌的机制

研究显示，一些乙型肝炎、丙型肝炎患者血清中的甲状腺激素含量异常，这可能与肝炎病毒的泛嗜性（即肝炎病毒除了侵犯肝脏，还可侵犯其他器官）和病毒直接损伤甲状腺有关。也有研究显示，HBV、HCV的感染与甲状腺自身免疫性疾病有关，而甲状腺自身免疫性疾病又是引起甲状腺癌的潜在因素之一。

HBV、HCV引起甲状腺癌的具体机制还不太清楚，但目前研究普遍认为HBV、HCV的泛嗜性和病毒直接损伤甲状腺，会导致甲状腺的正常功能受损，使其分泌的甲状腺激素不足、机体内甲状腺激素水平下降。而甲状腺激素的下降会负反馈作用于垂体，使垂体分泌促甲状腺激素（thyroid stimulating hormone，TSH）增多。甲状腺细胞在肝炎病毒的作用下反复受损，又在增多的TSH的刺激下反复增生，使得基因突变不断积累，最终容易导致甲状腺癌的发生。

（三）甲状腺癌的病因

甲状腺癌的发生可能与辐射（如核泄漏）引起的染色体断裂、基因突变、基因重组和抑癌基因失活等有关。

（四）甲状腺癌的临床表现

甲状腺癌最常见的临床表现是甲状腺内出现肿块。

甲状腺位于气管的前方，随着肿瘤的增大，其可压迫气管，导致气管移位，引起不同程度的呼吸困难。当肿瘤侵犯到气管内时，患者还可因气管内血管损伤、破裂而出现咳血、痰中带血等表现。如果肿瘤进一步压迫或侵犯气管后方的食管，则可引起吞咽困难；侵犯到周围的神经还可引起声音嘶哑和耳部、肩部的疼痛等。

甲状腺癌也可发生转移，如转移至淋巴结、肺、骨等，并可引起相应的症状。

（五）甲状腺癌的诊断

诊断甲状腺癌主要根据患者的临床表现，如甲状腺肿块质地硬、位置固定，颈部淋巴结肿大，或有气管、食管压迫症状者，应怀疑为甲状腺癌。如存在多年的甲状腺肿块，在短期内迅速增大者，也应怀疑为甲状腺癌。

甲状腺超声、细针穿刺细胞学检查等可进一步帮助诊断。甲状腺癌在超声上多表现为边界不太清楚的结节，其中血流较丰富，部分有类似砂砾样的钙化灶（在超声影像上为砂砾样的白色小点）。此外，超声引导下行穿刺活检是甲状腺癌的重要确诊手段。

（六）甲状腺癌的治疗

手术是大部分甲状腺癌的基本治疗方法，还可辅助应用放射性核素治疗、TSH抑制治疗和靶向治疗等。

1. 手术治疗

手术是治疗甲状腺癌的基本方法之一。根据肿瘤的类型和对周围组织侵犯的范围，治疗方法有所不同。甲状腺癌的手术治疗包括甲状腺本身的切除（可根据甲状腺癌的不同分期选择切除一侧甲状腺或全切）以及颈部淋巴结的清扫。

2. 放射性核素治疗

一些甲状腺癌细胞的分化程度良好，即其与正常甲状腺细胞的差别较小，该类甲状腺癌称为分化型甲状腺癌。其细胞有与正常甲状腺细胞类似的摄取碘并合成甲状腺激素的功能，但它摄取碘的能力远远高于正常甲状腺细胞。碘元素有一同位素为I^{131}，具有放射性，可放出β射线破坏细胞。利用分化型甲状腺癌细胞高摄碘的特性，将含有I^{131}的制品经口服送入体内后，分化型甲状腺癌细胞会大量摄取I^{131}，而正常甲状腺细胞的摄取量低，I^{131}放出的β射线就能将肿瘤细胞杀灭。并且，由于β射线的射程很短，它几乎不会损伤邻近的正常组织。I^{131}治疗可清除甲状腺癌手术后残留的甲状腺癌组织及可能存在的甲状腺癌转移病灶，减少甲状腺癌术后的复发。

3. TSH抑制治疗

一些患者由于甲状腺肿瘤较大或肿瘤累及甲状腺的两叶，进行了甲状腺的近全切除或全切除。术后机体的甲状腺激素会锐减。为预防甲状腺功能减退的发生，维持机体的正常功能，患者需终生服用甲状腺素或左甲状腺素来外源性地补充甲状腺激素。同时，外源性补充的甲状腺激素可负反馈抑制垂体分泌TSH，减少TSH对残留的甲状腺组织的刺激，以降低甲状腺癌复发的概率。

三、HBV、HCV 与肾癌

（一）肾癌的流行病学

肾细胞癌（renal cell carcinoma，RCC）简称肾癌，其高发年龄是50～70岁，男性与女性的易患风险比例约为3∶2。

（二）HBV、HCV引起肾癌的机制

不少研究表明肾癌与HBV、HCV的感染有关。但目前HBV、HCV引起肾癌的具体机制还不清楚，可能是由于HBV、HCV引起机体发生持续的炎症反应，导致肾脏细胞慢性损伤。损伤后的细胞不断修复可能导致基因突变的积累，最终引起癌症的发生。

（三）肾癌的病因

肾癌的病因尚不清楚。有研究显示肾癌的发生可能与吸烟、高血压、肥胖、不良饮食习惯、接触有毒有害化学物品和遗传因素等有关。

（四）肾癌的临床表现

1. 血尿、疼痛和肿块

间歇性、无痛性的肉眼血尿（尿液呈洗肉水色）为肾癌的常见症状。肿瘤生长可引起腰部的钝痛或隐痛，有时也发生出血后凝固的血块堵塞输尿管而引起的肾绞痛。肿瘤较大时，可在腹部或腰部触及肿块。肉眼血尿、腰部疼痛和腹部肿块被称为肾癌的"三联征"。

2. 副癌综合征

副癌综合征是指与肿瘤有关但非肿瘤细胞直接侵袭而引起的临床症状。肾癌引起的副癌综合征通常表现为发热、高血压等。发热可能是由于肿瘤出血、坏死后的物质进入血液。其他表现还有高血糖、红细胞增多症、贫血、肝功能异常、体重减轻及消瘦等。

3. 远处转移症状

肾癌可转移至骨等部位，引起相应部位的疼痛。

（五）肾癌的诊断

肾癌主要通过临床表现和影像学检查诊断。血尿、腰部疼痛和腹部肿块是肾癌的典型表现，若出现任一症状，都应考虑肾癌的可能。影像学检查能为诊断提供最直接的依据。

1. 超声

超声无创伤，价格便宜，可作为常规筛查手段。典型肾癌的超声表现为质地不均匀的肿块。

2. X线及造影

X线片可见肾脏外形增大，肿瘤内偶有散在钙化（在X线片上表现为高密度影）。静脉尿路造影（即将造影剂注入尿路中以显示尿路的基本情况）可见肾脏内的尿液通道、尿路与肾脏交接部因肿瘤压迫、侵犯而不规则变形、拉长、移位或狭窄，甚至患侧肾脏因完全闭塞而不显影。肾动脉造影（通过造影剂显示肾动脉的基本情况），可以发现肿瘤内有新生的血管、肿瘤包膜血管增多等表现。

3. CT

CT对肾癌的确诊率高，可发现直径在0.5cm以上的肿瘤，同时显示其部位、大小、有无侵犯邻近器官等，是目前肾癌诊断非常可靠的影像学方法。肾癌在CT上表现为肾实质内密度不均的肿块；注入造影剂进行增强扫描后，造影剂在肿瘤内聚集，提示肿瘤的血供丰富。通过CT增强血管造影和三维重建可以看到肿瘤内增粗、增多和走行紊乱的新生血管。

4. MRI

MRI对肾癌诊断的准确性与CT相似，但在显示邻近器官有无受累，肾静脉、下腔静脉内有无癌栓（即癌细胞聚集形成的团块，可引起静脉阻塞或狭窄）方面优于CT。

（六）肾癌的治疗

根据肿瘤的临床分期制订初步的治疗方案。手术是肾癌的重要治疗手段，但现在已经由单一手术治疗转向了手术治疗、放射治疗、化学治疗等联合的综合治疗。

1. 手术治疗

根据肿瘤的分期选择不同的手术方式。若肿瘤较大，对周围组织有侵犯，可选择经典的根治性肾切除术，范围包括病侧肾周筋膜、肾周脂肪、病肾、同侧肾上腺及邻近的淋巴结等。如合并有肾静脉或下腔静脉内的癌栓，应同时取出。

2. 辅助治疗

辅助治疗方法主要有化学治疗和放射治疗，但肾癌对这两种治疗均不敏感。除此之外，免疫治疗是晚期肾癌的重要辅助治疗方法，但效果不太好。目前已经有用于肾癌的靶向治疗药物，其可以显著提高晚期肾癌患者的生存率。

四、HBV、HCV 与胰腺癌

（一）胰腺癌的流行病学

胰腺癌通常发病隐匿，进展迅速，因此其治疗效果和预后都较差。胰腺癌好发年龄为40岁以上，男性的发病风险略高于女性。近年来，胰腺癌的发病率和死亡率都在全世界范围内呈现明显上升趋势。

（二）HBV、HCV引起胰腺癌的机制

目前的一些研究提示，胰腺癌的发生可能与HBV、HCV的感染

有关。因为研究者在急性、慢性乙型病毒肝炎患者的胰腺组织和胰液中发现了HBsAg和HBV的DNA。此外，研究者还发现HBV可以在胰腺组织中复制，并且可以引起慢性胰腺炎。同时，HBV、HCV已经被确认为肝癌的致病因素，而肝脏中的胆管细胞和胰腺中的导管细胞具有相同的祖细胞。因此，HBV、HCV可能通过相同的机制在胰腺细胞中产生致癌作用。

（三）胰腺癌的病因

吸烟是公认的胰腺癌的危险因素。近年来的研究还显示，肥胖、酗酒、慢性胰腺炎、糖尿病也是胰腺癌的危险因素。此外，胰腺癌的发生还可能与遗传有关。

（四）胰腺癌的临床表现

胰腺癌常见的临床表现是上腹部疼痛、不适，黄疸，食欲减退和消瘦等。

1. 上腹部疼痛、不适

上腹部疼痛、不适常为胰腺癌的首发症状。早期肿瘤生长压迫胰腺内的胰管，引起胰管的狭窄、梗阻，使胰液流通不畅。新分泌的胰液在局部积聚可引起胰管的扩张、扭曲和压力的增加，从而引起上腹部隐痛、胀痛等不适。随着病程的进展，肿瘤可侵及腹腔内的神经，引起腹部持续性剧烈疼痛，疼痛可向腰背部放射，使患者不能平卧，常常呈蜷缩状。

2. 黄疸

黄疸表现为巩膜、皮肤等变黄。胰腺癌引起的黄疸会进行性加重，即黄色逐渐加深。另外，患者小便呈深黄色，大便呈陶土色，伴有皮肤瘙痒等表现。

3. 消化道症状

消化道症状主要为食欲减退、消化不良、腹胀、便秘或腹泻。部分患者还可有恶心、呕吐，甚至出现消化道出血。

4. 消瘦和乏力

患者因进食减少、消化不良和癌肿消耗能量等出现消瘦、乏力、体重下降。

5. 其他症状

部分患者还可有抑郁、焦虑等精神神经症状，其中抑郁最常见。

（五）胰腺癌的诊断

诊断胰腺癌主要依据临床表现、肿瘤血清学标志物和影像学检查。

1. 实验室检查

（1）血清生物化学检查：胰管内储存着胰腺分泌的胰液，胰液中含有淀粉酶。正常情况下胰液会通过胰管进入肠道参与食物的消化。胰腺癌可导致胰管梗阻，胰液蓄积。因此早期可有血、尿中淀粉酶的一过性升高。胰腺癌压迫胆道引起胆道梗阻时，相应的血清学标志物如胆红素、碱性磷酸酶等也可升高。

（2）免疫学检查：目前尚未发现特异性的胰腺癌标志物，但有几种血清学标志物在胰腺癌患者中可升高。其中CA19-9的临床意义较大，因此常用于胰腺癌的辅助诊断和患者的术后随访。

2. 影像学检查

影像学检查是胰腺癌的定位和良恶性诊断，以及确定有无淋巴结转移和远处转移的重要方法。

（1）CT：可为胰腺肿瘤的良恶性判断、定位诊断提供重要的依据，还可帮助术前评估肿瘤是否可切除。

（2）MRI或磁共振胆胰管造影（magnetic resonance

cholangiopancreatography，MRCP）：单纯 MRI并不优于CT。但MRCP能显示胰管、胆管的梗阻部位及其扩张程度。

（3）内镜超声（endoscopic ultrasound，EUS）：是CT和MRI的重要补充，可以发现直径小于1cm的肿瘤，必要时可在EUS引导下进行穿刺活检，以鉴别肿瘤的良恶性。

（4）B型超声：主要应用于常规检查，对胰管、胆管有无扩张比较敏感，但常不能清楚显示胰腺。

（5）正电子发射型计算机断层扫描：主要用于鉴别诊断，评估有无淋巴结转移、远处转移，以及判断胰腺癌术后有无复发。

（六）胰腺癌的治疗

1. 手术治疗

手术是胰腺癌治疗的主要方式，根据肿瘤的部位和分期选择不同的手术方式。经典的手术切除范围包括胰腺头部、胃的靠近胰腺端、十二指肠、上段空肠、胆囊和胆总管；同时需清扫周围的淋巴结。切除后再将胰腺和肝管、胃和空肠进行缝合，重新建立消化道。

2. 化学治疗、放射治疗和免疫治疗

对于不能进行手术治疗的胰腺癌患者，可以采用放射治疗、化学治疗和免疫治疗等综合手段。对于不能承受放射治疗、化学治疗的患者，可以采用缓解疼痛、营养支持等支持治疗方法，尽量改善患者的生活质量。

第三章　HPV 相关肿瘤

20世纪初，研究证实喉部的乳头瘤是由病毒引起的。20世纪30年代，科学家首次将乳头瘤病毒分离出来。20世纪70年代，人乳头瘤病毒（human papillomavirus，HPV）潜藏的重要身份被发现。Zur Hausen在宫颈癌（cervical carcinoma）组织中发现了HPV-16，并提出了其为宫颈癌病因的猜想。其之后也对HPV疫苗的研发做出了突出的贡献。Zur Hausen也因此发现获得了2008年的诺贝尔生理学或医学奖。其后的研究证实了他的猜想，人们发现越来越多与HPV相关的肿瘤。2006年，HPV疫苗在美国上市，成为预防HPV感染，预防宫颈癌的重要手段。

1951年，一位名为Henrietta Lacks的女性患者摘除了体内具有高侵袭性的宫颈癌组织。其摘除的肿瘤细胞被称为Hela细胞。Hela细胞由于具有"永生"的能力，可无限繁殖。Hela细胞还携带有HPV-18，被广泛地用于科研，作为科研中常用的肿瘤细胞。现在科研中仍经常使用的Hela细胞同样来源于当初那位女性体内的宫颈癌组织。

第一节　HPV 概论

乳头瘤病毒家族是一个庞大的病毒家族，HPV是其中具有传染性的一类。HPV主要的感染途径是生殖道感染。感染高峰期为青春期与25岁以下的青年期，之后感染率降低并稳定保持在相对低的水平。

一、形态结构

HPV颗粒为直径55~60纳米大小的二十面立体对称的球形，无包膜。病毒衣壳由72个亚单位构成。

HPV基因组为双链环状DNA，大小约8kb。其结构根据是否转录出mRNA可以分成编码区与非编码区。编码区又可根据转录发生的时期分为早期区与晚期区。顾名思义，早期区基因编码的蛋白质主要在病毒复制的早期发挥作用，包括E1蛋白至E7蛋白。而晚期区基因编码的蛋白质则主要是在病毒复制的晚期发挥作用，包括L1蛋白、L2蛋白。其中L1蛋白为主要衣壳蛋白，其对应的基因核苷酸序列是HPV分型的主要依据。只要HPV间的L1基因的差异超过10%，即可认定为属于不同亚型。目前，已有超过200种不同亚型的HPV被发现。

不同亚型的HPV易导致的疾病类型以及致病能力有所不同。其中具有高度致癌能力的亚型有16与18型，具有中度致癌能力的亚型有30、31、33、35、39、45、51~53、56、58、59、66、68、73、82型。这些亚型均可以导致生殖道黏膜、咽、食管的高等级癌症，尤其是宫颈癌。目前认为其余亚型的致癌能力较弱，或者是导致的疾病属于良性病变，可以通过现有治疗手段有效控制。HPV的二价疫苗是针对16、18型。四价疫苗除了包含二价疫苗的两型，还包含致癌能力较弱的6、11型。九价疫苗则在四价疫苗的基础上增加了31、33、45、52、58型。

二、复制特性

HPV的复制遵循DNA病毒的经典复制路径。RNA病毒复制的主要机制是将病毒基因组通过基因逆转录方式整合到正常细胞的基因组，并调控所插入片段的复制，使得病毒基因片段在细胞里大量复制。而以HPV为代表的肿瘤相关DNA病毒的基因组却并不具有逆转录基因，自然也不具有逆转录的功能。但其本身是DNA结构，可以跳过逆转录的步骤实现复制，但病毒本身并不携带表达出复制酶的基因组，其复制所需要的酶均依赖于细胞内的正常蛋白质。因此，HPV只有改变正常蛋白质的功能使其为自身服务才能实现复制。

病毒早期首先完成DNA的复制，主要由早期区基因调控。其中最关键的是$E1$基因的参与。而后合成衣壳蛋白，组装病毒颗粒并释放。组装过程中，即使没有病毒DNA，衣壳蛋白仍然会自动组装。这样的"空心病毒"叫作病毒样颗粒。它虽然具有病毒的外表，但没有可复制的内在基因，因此不具有致病能力。但是其病毒的外表可以被人体的免疫系统识别，使人体产生相应的抗体。现在已有的HPV疫苗均是利用这一原理，通过制造出的病毒样颗粒使人体获得抗体，产生免疫力。

与其他DNA病毒不同的是，HPV的复制过程与细胞的分化过程紧密相关，对宿主细胞的分化程度具有严格的要求。

HPV十分喜欢寄居于人体皮肤、黏膜的上皮细胞中。以皮肤为例，皮肤分为真皮与表皮。表皮位于真皮的浅表，没有血管，正常生活中会不断地生长、脱落。一般不出血的划伤都只伤及表皮。表皮上皮组织的结构一般分为五层，由深至浅分别是：基底细胞层、棘细胞层、粒细胞层、透明层与角化层。基底细胞层的基底细胞是具有分裂、分化能力的干细胞，可以进行有丝分裂，分化程度低。

棘细胞层的棘细胞表面有许多突起，还保留一定分裂能力，但远不如基底细胞。粒细胞层富含颗粒，颗粒的功能与细胞的角化有关。透明层中细胞的透明成分由颗粒细胞的颗粒变化而来，且细胞核已消失不见。角化层充满可以对抗外界摩擦、酸碱的角蛋白。在对抗的过程中，角化层逐渐脱落，变成我们常见的皮屑。表皮的生成过程中，基底细胞分裂出新细胞以补充浅层脱落的细胞，具体为部分细胞逐渐向浅层迁移，浅层细胞则进一步分化并逐渐向更浅层迁移，直至最后变成皮屑脱落。

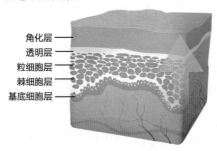

角化层
透明层
粒细胞层
棘细胞层
基底细胞层

图3-1 皮肤分层

随着细胞迁向浅层，细胞的分化程度逐渐升高。在分化过程中，上皮细胞会产生一些特殊的因子，影响HPV的复制进程，使得病毒的复制受限于宿主细胞的分化程度，只能随着细胞分化而进行自身的复制。在基底细胞层，病毒只进行DNA的复制，且无法大量复制。在棘细胞层与粒细胞层，病毒DNA开始大量复制，并表达早期区基因。而棘细胞也在病毒的刺激下过度增生，使得表皮增厚，形成像乳头一样的隆起，也就是我们所说的"疣"。在透明层与角化层，病毒启动晚期区基因的表达，合成衣壳蛋白，与病毒DNA一起组装成完整的病毒颗粒，完成病毒的复制。病毒最后随着角化层的脱落播散开来。

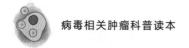

三、实验室检查

临床上表现典型的HPV感染，医生可以根据临床的特征快速得出诊断结果。不典型的病例则依赖于实验室检查。实验室检查的主要手段是核酸检测与血清学检测。前者检查的是病毒DNA，后者检查的是血液中是否产生了针对HPV衣壳的抗体。

四、传播途径

（一）接触传播

HPV的感染可以通过密切接触传播。病毒颗粒可以从乳头样的突起表面释放。但是健康的皮肤拥有足够的防御功能，即使直接接触也不会引起感染。若接触者的皮肤本身有损伤，不论是物理划伤还是紫外线造成的损伤，都会为HPV的入侵提供可乘之机。

（二）性传播

性传播是HPV感染主要的传播方式。HPV如果感染了生殖系统，则可以通过性传播。HPV感染是美国很常见的性传播疾病。值得注意的是，男性患者也可以携带并传播HPV。但男性生殖系统的感染一般不会出现临床症状，也不会导致HPV相关的疾病。也就是说男性患者几乎不会发现自己感染了HPV。虽然男性患者即使不采取治疗措施，多数也不会出现相关的疾病，但这可以加快HPV的扩散。并且，由于其可能意识不到自己携带者的身份，往往成为危害更大的传播者。

另外，HPV的感染高峰期在青春期。在15岁以前，几乎不会出现宫颈的感染。但到了青春期，由于性活动的开始，HPV的感染率迎来爆发式的增长。随着时间的推移，人体自身的免疫力会消灭一些病毒，使得感染率下降并趋向平稳。

（三）母婴传播

HPV可以通过母亲分娩传递给婴儿，但发生的概率不高。感染HPV的备孕女性仍需要及时去医院进行相应治疗。

第二节　HPV 相关宫颈癌

一、流行病学

宫颈癌是全球女性常见的肿瘤。但在全球积极的预防与筛查下，宫颈癌的患病率自20世纪80年代开始大幅下降，目前仍保持下降的趋势。

宫颈癌患者呈现出年轻化的趋势。一般HPV感染高峰期在15~25岁，宫颈癌的癌前病变的发生高峰期在30~35岁。此外，由于人体免疫系统的保护功能，宫颈癌患者的数量远远小于HPV感染者的数量。

二、病因

（一）HPV 感染

1. 相关性

20世纪70年代Zur Hausen首次提出"宫颈癌是由人乳头瘤病毒导致"的猜想，并且于20世纪80年代在宫颈癌肿瘤组织中检测到了HPV的核酸，证明了自己的猜想。这是人们第一次将宫颈癌与HPV

联系起来。在之后的科学研究中，两者的关系被进一步分析。大多数宫颈癌患者均与HPV感染有关。其中，HPV-16与HPV-18是最常见的两种亚型。HPV-16感染存在于约60%的宫颈癌患者中，而HPV-18则约占20%。只要没有长期持续地感染HPV，一般女性几乎不会发生宫颈癌。

2. 致癌过程

（1）细胞转化：RNA病毒在其逆转录插入的过程中，可能破坏细胞基因组原有的结构，从而影响正常细胞基因组的表达，使其往癌变的方向发展。而DNA病毒并不存在逆转录的过程。HPV的早期区基因可以表达E6、E7两种蛋白质。这两种蛋白质在细胞内可与细胞基因组的某些抑癌基因的表达产物相结合，改变这些抑癌基因表达的蛋白质的作用，使其失去抑制细胞增殖的功能，从而使细胞进入分裂期，向癌细胞转化。晚期区基因在转化的细胞中一般不表达，对细胞转化不起作用。因此，E6、E7蛋白又被称为转化蛋白。想要细胞维持转化状态必须保持转化蛋白持续的合成。一般只有长期持续的HPV感染才能继发HPV相关的肿瘤。人体的免疫系统以细胞免疫为主力军，一般可以在2~3年内消灭人体内大部分HPV，但也有部分无法被完全清除。

（2）癌前病变：根据HPV感染与宫颈癌发生高峰期间的年龄差距，大致可猜测，在HPV感染与宫颈癌发生之间存在很长的一段过渡期。而在细胞从正常结构向宫颈上皮癌变转化的过程中，存在一个过渡期，称为癌前病变期，也叫作宫颈上皮内瘤变期。这一时期，部分细胞已经转化，但转化细胞的数量尚未达到形成肿瘤的程度。发生宫颈癌癌前病变的患者的细胞并非一定会发生肿瘤，也可能自然消退为正常结构。其发展方向取决于病变的程度以及累及的范围。但可以肯定的一点是，越早发现，越早接受治疗，良性发展的可能性越大。

（二）其他

除了HPV，还有许多因素也在宫颈癌的发生过程中起到辅助作用，但目前的研究都难以说明它们之间存在明确的关联性，研究结果并不确切。其中，相较而言获得稍多认同的是Ⅱ型单纯疱疹病毒感染。也有许多行为学的研究试图寻找增加宫颈癌患病风险的行为。其得出的结论主要涉及性行为、怀孕、生产等因素，但这些因素本身与HPV之间存在的相关性使得分析结果的可信度降低。例如，很难判断性行为对宫颈癌的影响是否是由性行为增加HPV的感染而间接造成的。

因此，目前所知最明确以及关联程度最紧密的导致宫颈癌的因素就是HPV的感染。

三、诊断

实际的医疗活动中，宫颈癌最有效的诊断方法是病理学检查，但病理学检查有诸多限制。影像学检查也是临床工作中常用的辅助诊断方法。

（一）临床诊断

1. 症状

早期的宫颈癌一般无明显的症状，随着疾病的发展逐渐出现明显的生殖系统症状，甚至可能由于肿瘤侵犯周围的器官组织而出现其他系统的症状，最常见的症状为阴道出血与阴道流液（图3-2）。

① 阴道出血：宫颈癌早期，阴道出血通常都在接触之后，比

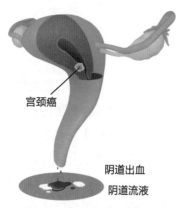

宫颈癌

阴道出血
阴道流液

图3-2 宫颈癌的临床症状

如性生活或者需要接触阴道的妇科检查时。因为肿瘤的发生使得黏膜更脆弱，以前在深处的血管也暴露得更浅，即使是普通的接触也可能造成表面黏膜的破坏，能更轻易地损伤血管，导致阴道出血。若肿瘤进一步发展，黏膜越来越脆弱，阴道出血会越来越频繁，并且出血量也会增加。

② 阴道流液：宫颈癌早期，阴道流液只表现为白带增多。癌细胞会使宫颈黏膜分泌更旺盛，产生过多的白带。若疾病进展，症状则逐渐加重，白带的量更多，而且变得稀薄如水，散发腥臭味。这是因为在分泌的量更多后，黏膜细胞分泌黏液的模式发生了变化。如果这时还伴有其他微生物的感染，那流出的液体会变得像脓液一样并伴有恶臭。

③ 其他：宫颈癌中晚期，因为肿瘤累及的范围不同，可能出现多种多样的症状。宫颈癌转移扩散通常是通过肿瘤组织的生长逐渐突破宫颈的限制而侵犯附近的组织器官，很少通过血液或者淋巴系统转移。宫颈前邻膀胱，后邻直肠。因此，其他常见的症状有尿频、尿痛等泌尿系统症状，便秘、血便等消化道症状，以及全身乏力、消瘦等肿瘤普遍存在的症状。不是每位宫颈癌患者都会出现上述所有症状，具体的症状表现会根据每个个体的具体情况呈现出差异性。上述症状虽然不一定由宫颈癌引起，但有这些异常的表现后建议去医院检查一下。

2. 体格检查

普通的体格检查对早期病变的发现一般无特殊作用，只有妇科专科查体的特殊检查手法可能发现病变。

（二）影像学检查

宫颈癌的影像学检查一般采用CT、MRI、PET-CT以评价肿瘤的大小、侵犯范围、是否有转移等具体情况。在采集肿瘤活体组织用于病理学检查前，通常先进行影像学检查进行初步判断。临床上很多情况下医生无法取到肿瘤组织来明确诊断。此时，影像学检查结果是诊断中最常用的、最有价值的参考信息。

（三）分子生物学检查

由于宫颈癌与HPV感染密切相关，所以对HPV的检测可以帮助医生明确疾病的性质。

（四）病理学检查

病理学检查是通过获取肿瘤的部分组织，在显微镜下观察细胞形态以确定病变类型。根据观察到的具体癌细胞的类型，还可以对宫颈癌进行更细致的病理学分类。不同病理学类型的宫颈癌对人体的危害以及对应的治疗方案有所不同。

目前，病理学检查依然是诊断宫颈癌最有效的手段。若是有病理学证据，则可以不需要其他检查信息即可确诊。但病理学检查无法判断肿瘤累及的范围。

四、治疗

手术治疗与放射治疗是目前治疗宫颈癌最有效的手段。早期患者一般单用手术治疗或者放射治疗即可控制，中晚期患者则需要采取多种治疗手段进行综合治疗。具体的治疗方案仍需要根据每位患者的疾病发展、年龄、全身状况等进行综合判断后选择。

五、预后

早期患者治疗后约90%以上可以存活5年以上。最晚期的患者只有20%左右能够存活5年以上。因此，预防肿瘤的发生显得极为重要。

六、预防

目前最有效的预防手段是HPV疫苗的接种与宫颈癌的筛查。由于目前尚没有针对HPV感染的特效药，无法通过药物将HPV从体内清除，因此，降低感染的最有效的手段就是接种HPV疫苗，已经上市的有HPV疫苗有二价、四价、九价疫苗。应注意，感染之后再接种疫苗则毫无意义。此外，宫颈癌的筛查可以帮助早期发现病变，尽早治疗，极大地提高患者存活的概率。

第三节　HPV 相关口腔癌

HPV不仅能引起宫颈癌，也能引起其他类型的肿瘤，比如口腔癌。口腔癌是主要发生在舌头、颊黏膜（口腔的侧壁）、上颚（口腔的上壁）和牙龈等口腔黏膜的肿瘤。

一、流行病学

口腔癌是头颈部常见的恶性肿瘤。口腔癌的发病率随着年龄增长显著上升。在口腔癌患者中，男性多于女性。

二、病因

（一）人乳头瘤病毒感染

有90%以上的HPV相关口腔癌患者都属于HPV-16型感染。目前的研究表明，HPV引起口腔癌的主要机制如下。

1. 损伤抑癌基因

HPV基因的表达产物可通过一系列反应使抑癌基因受损，导致正常细胞发生异常增殖。这个机制直接导致肿瘤细胞增多，从来源上直接促进了肿瘤的发生。

2. 阻止细胞凋亡

HPV基因的表达产物损伤抑癌基因的表达后，将干扰正常人体细胞内指导细胞凋亡的信号分子的作用，在一定程度上阻止了细胞凋亡。这个机制使细胞凋亡减少，间接促进了肿瘤的发生。

3. 使端粒酶活性增加

端粒是真核生物细胞染色体末端的一段DNA-蛋白质复合物，能控制细胞的分裂。端粒酶是负责端粒延长的一种酶，能在染色体末端添加端粒DNA，从而把因DNA复制而损失的端粒填补回来，使得端粒不会因细胞分裂而有大的损耗，最终导致细胞分裂的次数增加。

为了调控细胞的分裂，人体中有端粒酶的抑制因子，能抑制端粒酶的作用，避免细胞过度分裂。HPV基因的表达产物能直接与端粒酶的抑制因子结合，使抑制因子失活降解。于是端粒酶失去了牵制，不断地在染色体末端填补DNA，导致细胞不受控制地增殖，引起癌变。

（二）其他

吸烟、饮酒以及遗传因素等也可导致口腔癌。吸烟被认为是引起口腔癌发生、发展最主要的因素，重度吸烟者的口腔癌发病率约是正常人的20倍。饮酒也能增加患口腔癌的风险。有研究表明，如果吸烟水平保持稳定，那么患口腔癌的风险随着饮酒的增多而增高。

三、诊断

（一）临床表现

口腔内出现肿块、溃烂，特别是出现白斑或红斑时应怀疑口腔癌。另外，如果经过短期消炎治疗后症状没有缓解，也应该怀疑口腔癌，并进行病理学活检来确诊或排除口腔癌。除上述症状以外，部分患者还伴有颈部淋巴结肿大的现象。

（二）病理学检查

病理学检查是诊断口腔癌的重要手段。取口腔内可疑的肿物进行病理学检查，在显微镜下观察细胞的分化程度，即可判断肿块的良恶性。

四、治疗

由于口腔癌对放射治疗较敏感，而手术治疗可能影响患者口腔的功能，因此根治性的放射治疗或同时进行放射治疗和化学治疗是常用的治疗手段。

五、预后

有研究显示，不吸烟的HPV阳性口腔癌患者的3年生存率约为93%，即大部分HPV相关口腔癌患者都有较好的生存情况。

六、预防

目前最有效的预防方法是接种HPV疫苗。HPV相关口腔癌的病因主要是HPV-16和HPV-18感染，二价HPV疫苗就能预防这两型病毒的感染。所以，二价、四价、九价HPV疫苗都能预防HPV相关口腔癌。除此之外，戒烟、戒酒也是预防口腔癌的重要措施。

第四章　EB病毒相关肿瘤

第一节　EB病毒概论

疱疹病毒是一类DNA病毒，目前全世界已经发现了100多种，本章节将要介绍的是其中的一种——EB病毒（Epstein-Barr virus，EBV）。

20世纪60年代初，Epstein参加了一个关于"热带非洲最常见的儿童癌症——一种迄今未被认识的综合征"的讲座。在这次讲座上，一位乌干达外科医生介绍了一种在非洲十分常见的癌症。随后，Epstein和Barr从该种癌症患者的标本中分离出了病毒颗粒。为了纪念这两位科学家，这种病毒被命名为Epstein-Barr virus，简称EBV。

一、生物学特征

EB病毒是一种球形病毒，直径约180nm，外面有包膜，包膜表面有一些突起的结构，称为刺突。刺突是病毒识别宿主细胞的重要结构。

在人体免疫系统中，有一种很重要的细胞，叫B淋巴细胞（B lymphocyte），简称B细胞。B细胞的主要功能是产生抗体，抗体通过与病毒表面的抗原结合，可以辅助消灭侵入人体的病毒，从而保护人体。但B细胞也因此成为EB病毒感染人体后侵袭的主要对象。病毒通过一系列复杂的反应进入B细胞，但不会立即攻击B细胞，而是进入潜伏状态。在人体中EB病毒可以侵袭口腔、咽部、子宫颈等部位的上皮细胞。

二、致病机制

虽然EB病毒感染者主要分布在非洲，但在中国，EB病毒感染也是很常见的。儿童感染了这种病毒后，不会表现出特别明显的症状，但有一些小朋友会出现上呼吸道感染症状等。通常，这种病毒能够潜伏在宿主体内，使宿主终身和病毒相处。大部分时候病毒和宿主相安无事，但在一些特殊的情况下病毒可能会大量增殖，导致人体患病。

EB病毒的传播方式有两种，一是唾液传播，二是性接触传播。EB病毒可潜伏在宿主的口咽上皮细胞当中，因此感染者能够经唾液排出病毒。口咽上皮细胞内的病毒数量大量增加后，会被释放到血液当中，感染B细胞。而B细胞会随着血液向全身转移，最终引发全身性的EB病毒感染。幸运的是，大多数被感染的细胞都会被免疫系统清除，但还是会有少数感染了EB病毒的B细胞因为病毒的潜伏而持续存在，成为潜在的致病原。

EB病毒的存在能够使B细胞大量增殖。连续增殖的B细胞，在体内各种因素的作用下，会增加机体发生淋巴瘤的风险。淋巴瘤是一种危害非常大的恶性肿瘤，会引起肝脏和脾脏的肿大、全身发热、瘙痒等症状。

三、所致疾病

（一）传染性单核细胞增多症（infectious mononucleosis）

传染性单核细胞增多症是一种由EB病毒感染所致的急性自限性传染病。通常，大量EB病毒进入宿主体内，会先经历一段为期约40天的潜伏期，在这段时间内宿主不会有任何症状。潜伏期过后，宿主才会表现出症状。出现症状后，患者的主要表现为发热、肝脏和脾脏肿大、咽部发炎等。通常，传染性单核细胞增多症发病持续时间较短，只有几周的时间，而且病毒被消灭后宿主能够很快恢复正常，一般不会有死亡的风险，但一些免疫力有缺陷的儿童或者艾滋病患者死亡的概率比较高。值得注意的是，患者的口腔内会有大量病毒，这些病毒经唾液排至体外后，能够在体外环境中存活6个月以上。

（二）伯基特淋巴瘤（Burkitt lymphoma）

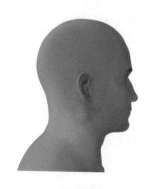

伯基特淋巴瘤是一种B细胞变异引起的肿瘤，在一些非洲国家呈现出地方性的流行。这种病一般发生在脸部，患者的临床表现主要为颜面部的巨大肿块（图4-1）。由于科学家在肿瘤组织中发现了EB病毒的基因，因此现在普遍认为EB病毒和非洲儿童发生这种恶性淋巴瘤密切相关。

图4-1　颜面部的巨大肿块

（三）鼻咽癌（nasopharyngeal carcinoma，NPC）

鼻咽癌是一种发生在鼻咽部的恶性肿瘤，主要症状为鼻塞、鼻涕带血、听力下降、头痛等。从世界范围来看，鼻咽癌主要发生在东南亚、非洲北部和北美洲北部等。在我国，鼻咽癌的高发区为广东、福建、广西、湖南等。从人群分布来看，鼻咽癌多发生在40岁以上的人群。鼻咽癌已经被证明和EB病毒有关，二者的关系将在后面的章节展开叙述。

四、防治原则

大部分传染性单核细胞增多症患者可以自行恢复，但有少数患者存在脾脏破裂的风险，因此患者要尽量避免剧烈运动。大量证据已经表明EB病毒在鼻咽癌的发生中起到了十分重要的作用，因此早期检测EB病毒有利于鼻咽癌的早期发现和早期治疗。

疫苗是一种有效的预防手段，目前，EB病毒相关的疫苗正在研制当中，已取得了一定的进展。近年来一些研究成功纯化了一些EB病毒多肽（部分病毒的抗原结构为多肽）。这一进展标志着我们可以利用多肽制备疫苗，借助抗体免疫来阻断EB病毒在体内的感染。

第二节　EB 病毒相关鼻咽癌

正常细胞的分裂和分化过程都受到基因的精准控制，但在某些因素的作用下，基因的调控可能出现问题，导致一部分细胞不受控制地增生，进而形成肿瘤。导致肿瘤的原因有很多，包括物理因素、化学因素、生物因素等。病毒属于生物致癌因子，能导致肿瘤的病毒包括EB病毒、乙型肝炎病毒（HBV）、丙型肝炎病毒（HCV）、人乳头瘤病毒（HPV）等。

鼻咽是联系鼻腔和口腔的部位，近似于一个立方体，上下径及左右径约为3厘米，前后径约为2~3厘米。鼻咽癌的发病具有明显的地域聚集性，我国南方地区和东南亚国家是鼻咽癌的高发地。鼻咽癌在各个年龄段都可发生。

一、病因

（一）EB病毒感染

1. EB病毒感染与鼻咽癌的相关性

目前有一系列的证据都提示EB病毒感染是鼻咽癌的重要病因。首先，鼻咽癌患者的血浆中，存在着感染EB病毒的标志物——游离的EB病毒DNA。而且研究者发现，肿瘤越大的患者，其血浆中游离的EB病毒DNA就越多。除了血浆，鼻咽癌患者的癌细胞内也可检测到EB病毒DNA。另外，鼻咽癌患者的癌细胞内也可检测到另一种感染EB病毒的标志物——EB病毒核抗原。EB病毒带有很多种特异性抗原，进入人体之后会激活人体的特异性免疫，使人体产生特异性抗体。研究者曾在鼻咽癌患者和正常人中进行抗EB病毒抗体的检测，发现了另一个能证明EB病毒与鼻咽癌密切相关的证据：在鼻咽癌患者中，这类抗体的阳性率明显高于正常人。（抗体的阳性率是指对一群人检测抗体后，体内存在该抗体的人数占总人数的百分比）

2. EB病毒导致肿瘤的机制

EB病毒是双链DNA病毒，它侵入人体后，通过吸附作用感染宿主细胞。进入宿主细胞后，EB病毒以自身的DNA为模板，借助人体细胞内的物质来合成它需要的核酸和蛋白质。EB病毒基因组中，隐藏着能使人体正常细胞发生癌变的癌基因，这些癌基因会启动一系列反应来激活人体正常细胞的致癌通路，从而引起肿瘤的发生。

（二）遗传因素

研究者发现，EB病毒的感染率在一些地区特别高，并且EB病毒的感染有家族聚集现象。进一步的研究发现，EB病毒感染者的染色体没有正常人稳定，他们的染色体更容易受到有害因素的"攻击"，从而引发鼻咽癌。

（三）环境因素

1.亚硝胺

亚硝胺是一种重要的化学致癌因子。我国广东是鼻咽癌的高发地区，有研究者在一些广东人的尿液中测出具有致突变作用的挥发性亚硝胺，猜测可能是因为很多广东人都有吃咸鱼的习惯。咸鱼中含有较多的二甲基亚硝胺和二乙基亚硝胺，所以研究者进一步推测亚硝胺的摄入是导致广东地区鼻咽癌高发的重要原因。

2.芳香烃

研究表明，鼻咽癌高发地区与低发地区相比，其烟尘中有更高的3，4-苯并芘。芳香烃在实验中可以用来诱导小鼠发生鼻咽癌，用于建立鼻咽癌的动物模型。

二、临床表现

（一）回吸性涕血

回吸性涕血是鼻咽癌的最主要症状，表现为患者从鼻子用力回吸一口气后，会有血从鼻腔流出鼻孔或流进口腔。原因是鼻咽癌患者用力回吸鼻腔或鼻咽分泌物时，在气流的作用下，鼻咽部肿瘤与鼻腔的下壁相互摩擦，导致肿瘤表面血管破裂。症状轻的人只是鼻涕中带有血丝，但症状重的人会有大量鼻出血的表现。

（二）鼻塞

由于肿瘤堵塞了鼻腔，患者会感到鼻塞。这种鼻塞一般是单侧的，而且位置固定。鼻塞的症状会随着肿瘤的长大而愈发严重。

（三）耳鸣或听力减退

生活中我们有这种体验，感冒鼻塞的时候会觉得自己说话瓮声瓮气的，这是因为鼻塞的时候咽鼓管被鼻腔分泌物堵住了。咽鼓管是连接鼻咽与耳朵的管道。鼻咽部发生肿瘤之后，鼻咽处咽鼓管的开口就容易被堵住，使得耳内形成负压，时间一长就容易导致耳鸣和听力减退，一些患者也会有耳内被堵塞的感觉。

三、诊断

（一）病史采集和体格检查

医生可通过询问患者病史，进行体格检查来初步了解病情。对于有回吸性涕血、持续性鼻塞、单侧性耳鸣、无痛性颈部淋巴结肿大等症状的患者，应通过鼻咽镜进一步检查鼻咽腔是否有肿块。

（二）EB 病毒血清学检测

EB病毒带有很多种特异性抗原，进入人体之后会激活人体的特异性免疫，使人体产生特异性抗体。因此，检测患者血液中是否存在抗EB病毒的抗体可以判断患者是否有EB病毒感染。EB病毒感染是鼻咽癌的重要病因，所以有EB病毒感染且临床症状典型的患者可怀疑患有鼻咽癌。

（三）影像学诊断

CT、MRI等能直观地显示肿瘤的位置、形态和对周围组织的侵犯情况，是临床上常用的影像学诊断方法。

（四）组织学诊断

组织学诊断又称病理学诊断，是指获取病变的部分组织，在显微镜下观察细胞形态从而确定病变类型的诊断方法。组织学诊断能用于判断细胞的分化程度，是诊断癌症的重要方法。所以对于鼻咽癌患者，应尽可能取到鼻咽部肿块的一部分组织进行组织学检查。原则上，鼻咽癌患者在进行治疗前都必须取得明确的组织学诊断结果。

四、治疗和预后

鼻咽癌的治疗以放射治疗为主，手术治疗、化学治疗等为辅。

最早期鼻咽癌的五年生存率约为90%，即大多数早期鼻咽癌患者在进行综合治疗后能再活五年以上。最晚期鼻咽癌的五年生存率仅约为50%，即有几乎一半的最晚期鼻咽癌患者会在治疗后五年内死亡。

第三节　EB病毒相关淋巴瘤

恶性淋巴瘤（malignant lymphoma）是指原发于淋巴组织的恶性肿瘤，与我们熟知的白血病同属于造血系统的恶性肿瘤。恶性淋巴瘤分为两种：霍奇金淋巴瘤（Hodgkin's lymphoma，HL）和非霍奇金淋巴瘤（non-Hodgkin's lymphoma，NHL）。其中，霍奇金淋巴瘤的发生与EB病毒的感染明显相关。1832年，Thomas Hodgkin报道了7例病例，通过其临床病史和尸解发现了一种新的疾病——霍奇金病（Hodgkin's Disease，HD）。在后来的研究中，研究者证实了这种病的肿瘤细胞来自B细胞，因此将其更名为霍奇金淋巴瘤。

一、病因

霍奇金淋巴瘤的病因尚不明确，目前认为霍奇金淋巴瘤的病因包括病毒感染、遗传因素、环境因素等。

（一）病毒感染

1. EB病毒

霍奇金淋巴瘤的发生与EB病毒的感染明显相关。

2. HIV

感染了HIV的人群与普通人群相比，霍奇金淋巴瘤的发病率要略高一些，而且有HIV感染的霍奇金淋巴瘤患者有着更复杂的临床症状，一般发现时这类患者往往已经处于疾病的晚期。

（二）遗传因素

有研究表明，霍奇金淋巴瘤患者的一级亲属患霍奇金淋巴瘤的风险比普通人高5倍。

（三）环境因素

有研究表明，霍奇金淋巴瘤的发病与环境中的一些物质有关，例如粉尘、苯及亚硝酸氧化物等。

二、临床表现

（一）淋巴结肿大

淋巴结肿大是大多数患者的首发症状，其中，颈部淋巴结肿大较常见。很多患者都是最先发现淋巴结肿大而前往医院就诊的。肿大的淋巴结没有疼痛感，一般是不对称分布的，摸起来质地坚硬且有弹性。

（二）全身症状

霍奇金淋巴瘤患者会有发热、盗汗、体重减轻等全身症状。

（三）其他

若肿瘤侵犯了扁桃体，则往往表现为淡红色肿块、咽喉部异物感及咽痛。若侵犯鼻腔则会引起单侧的进行性鼻塞、鼻出血、嗅觉减退。另外，霍奇金淋巴瘤也可导致胃肠道症状，比如腹痛、恶心、呕吐、消化不良等。

三、诊断

（一）病史采集和体格检查

要注意采集病史，体格检查时要特别注意全身的包块、淋巴结大小、肝脾大小。

（二）组织学诊断

通过淋巴结活检来达到组织学诊断的目的。

（三）影像学诊断

（1）通过X线、CT、B超、MRI等检查发现病变部位。

（2）PET–CT检查。全身的氟脱氧葡萄糖PET–CT检查与常规的 CT 检查相比，它可用于对淋巴瘤进行更准确的分期，并且在治疗后也能便于更敏感地发现残余病灶。PET–CT有很高的诊断价值，但费用昂贵。

四、治疗和预后

随着科学的进步，霍奇金淋巴瘤的治愈率越来越高，目前的治愈率可达到80%以上。霍奇金淋巴瘤的治疗方法最主要的是放射治疗和化学治疗，具体的治疗方案因人而异。

第四节　EB 病毒相关胃癌

一、病因

目前，胃癌的确切病因还不清楚，但学者们普遍认为幽门螺杆菌是引起胃癌的重要因子。另外，至少有10%的胃癌与EB病毒感染有关。除此之外，胃癌的发生也与遗传因素、环境因素等有关。

二、临床表现

不同分期的胃癌患者有不同的临床表现。早期的胃癌患者中，大约一半都没有任何的症状，随着疾病进展，患者可能出现腹痛、胃口差、容易吃饱、体重减轻等情况。若病情进一步发展，患者的疼痛可能会加剧，出现全身乏力、呕血、黑便、消瘦等症状。晚期的胃癌患者还可能出现腹部肿块和颈部淋巴结肿大等。

三、诊断

（一）病史采集和体格检查

对于有一些临床症状的患者，如果在查体时发现了腹部肿块、淋巴结肿大或者腹水（腹腔内的液体异常增多），应怀疑为胃癌，并做进一步检查以明确诊断。

（二）影像学诊断

X线钡餐检查和胃镜下活检是诊断胃癌的主要方法。钡剂是一种造影剂，能在X线的照射下成像。当患者服用钡剂后，钡剂通过胃时会附着在胃壁上，在X线的照射下可将胃的表面显示出来。胃镜下活检是将末端带有摄像头的管子伸进胃中，直接观察胃表面的情况，然后由胃镜上的小孔伸出夹子取出可疑的组织，再送往病理科进行检查。

（三）组织学诊断

胃镜下取组织进行活检是诊断胃癌的重要方法（图4-2）。若在胃镜下发现可疑的组织，则应将不同部位的组织取出。这些组织标本将被送往病理科，由病理科医生在显微镜下观察细胞形态，做出病理诊断。

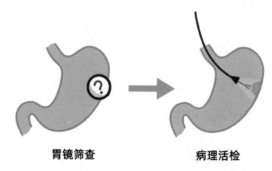

胃镜筛查　　　　　　　**病理活检**

图4-2　进行活检以诊断胃癌

四、治疗和预后

对于早期胃癌患者，可以在内镜下直接切除肿瘤，也可通过手术切除。中期胃癌的治疗以手术治疗为主，辅以化学治疗。晚期胃癌的治疗一般以药物治疗为主。

最早期胃癌的五年生存率可达到90%以上，即大部分最早期胃癌患者都有比较好的生存情况。最晚期胃癌患者的五年生存率较低，大部分患者都活不过五年。因此，早发现、早诊断、早治疗对人们的健康是十分重要的。

第五章　HIV 与肿瘤、感染

第一节　HIV 与 AIDS 概论

早在1981年，美国加州大学洛杉矶分校的Michael S. Gottlieb就描述了最早发现的五例艾滋病病例。研究发现所有的患者都出现了严重的免疫缺陷，并且这种疾病可以通过血液以及性传播。美国疾病预防控制中心将这种疾病命名为获得性免疫缺陷综合征

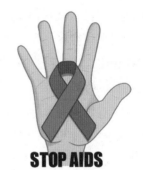

图5-1　艾滋病宣传标志示例

（acquired immune deficiency syndrome，AIDS），也就是艾滋病（图5-1）。1983年法国病毒学家首先分离到了这种疾病的病原体，命名为人类免疫缺陷病毒（HIV）。HIV有两种类型，分别是HIV-1和HIV-2。HIV-1是导致艾滋病的主要病原体，目前对于HIV的了解也大多来源于对HIV-1的研究。

一、HIV 的生物学性状

1. HIV的形态与结构

该病毒颗粒是直径为100～120nm的球形，有包膜结构，核衣壳

呈二十面体对称，遗传物质为2条相同的单正链RNA。病毒颗粒中含有多种蛋白质，每一种都有特定的名字，其中衣壳蛋白为p24，病毒颗粒表面的刺突为包膜糖蛋白gp120和跨膜糖蛋白gp41，包膜和核衣壳之间的为基质蛋白（p17）。病毒颗粒中还含有许多酶，如逆转录酶（RT）、整合酶（IN）和蛋白酶（PR）。其中包膜糖蛋白gp120可以和宿主细胞表面的受体结合，从而介导HIV感染靶细胞，并可以诱导机体免疫系统产生中和抗体。HIV的包膜糖蛋白gp120结构上有五个可变区和五个恒定区，恒定区不易发生突变，与宿主细胞表面受体结合的区域就在恒定区。而可变区易发生突变，中和抗体结合的区域就在可变区。一旦这一区域发生变异，原有的中和抗体就无法发挥作用，这有利于HIV的免疫逃逸。

2. HIV的抵抗力

HIV对物理化学因素的抵抗力比较弱。常见的消毒剂如70%乙醇、0.5%次氯酸钠、2%戊二醛在室温下10～30分钟即可灭活病毒。121℃高压灭菌20分钟或100℃煮沸20分钟也可灭活病毒。但HIV对紫外线有较强的抵抗力，冷冻血制品中的HIV须在68℃条件下加热72小时才能灭活。

3. HIV-1基因组及编码蛋白

HIV-1基因组中有gag-pol和env基因，按gag-pol-env基因的顺序排列。gag基因编码HIV-1的结构蛋白（衣壳蛋白、核衣壳蛋白和基质蛋白），pol（polymerase）基因编码逆转录酶、整合酶和蛋白酶，env（envelope）基因编码包膜糖蛋白gp120和跨膜糖蛋白gp41。此外，HIV-1还编码多个调控蛋白和辅助蛋白。

4. HIV的感染与复制

HIV需要与细胞表面的受体特异性结合才能感染细胞，其受体为CD4分子，辅助受体（位于易感细胞表面的、可协助病毒包膜与细胞膜融合的结构）为趋化因子受体CXCR4或CCR5，二者主要位于CD4$^+$T细胞、单核–巨噬细胞谱系的细胞、朗格汉斯细胞、树突状细胞及神经胶质细胞表面。

在病毒颗粒表面，包膜糖蛋白gp120和跨膜糖蛋白gp41相互连接形成多聚体。在HIV-1侵入宿主细胞的过程中，gp120首先与细胞表面的CD4分子结合，然后与辅助受体结合，结合后gp120与gp41分离，使gp41的结构发生改变。构象改变的gp41会暴露出一种叫作融合肽的物质，该物质可介导病毒包膜与细胞膜融合，使病毒的核衣壳结构进入细胞质。在感染的早期，病毒优先使用CCR5作为辅助受体，随着感染的推进，HIV-1可以使用CXCR4作为辅助受体。

HIV-1进入宿主细胞后会在细胞质内脱去核衣壳并释放基因组RNA。在病毒逆转录酶的催化作用下，基因组RNA会逆转录合成互补的负链DNA（cDNA），从而形成RNA–DNA的中间体结构，随后中间体中的负链RNA被RNA水解酶RNase H水解，再以cDNA为模板合成正链DNA，从而形成双链DNA（dsDNA）。双链DNA在整合酶的作用下可以整合到细胞的染色体当中，我们称这段整合后的双链DNA为前病毒（provirus）。当前病毒活化后，细胞会以病毒双链DNA为模板转录出RNA，经剪切、拼接或加帽、加尾等处理，其会成为病毒蛋白的信使RNA（mRNA）或病毒子代的基因组RNA。病毒子代基因组RNA与翻译出的病毒蛋白装配成核心颗粒，并在出芽、出胞的过程中获得包膜，从而形成完整的包膜病毒。

二、AIDS 的传染源及传播途径

（一）传染源

AIDS的传染源是AIDS患者和HIV感染者。HIV抗体或抗原阳性但无临床症状的病毒携带者是很重要的传染源。HIV主要存在于体液中，如血液、精液、阴道分泌物、乳汁等。

（二）传播途径

AIDS主要有以下三种传播途径。

1. 性传播

AIDS是重要的性传播疾病，性传播是HIV的主要传播途径之一。性活跃人群是高危人群。由于梅毒、淋病、生殖器疱疹等引起的炎症和溃疡可破坏生殖器黏膜屏障，HIV更易通过黏膜的破溃处侵入，故患有其他性传播疾病的患者感染HIV的可能性更大。

2. 血液传播

输入含有HIV的血液或血制品，接受含有HIV的骨髓或器官移植，或使用被HIV污染的注射器、手术器械等均可能导致HIV感染。经常使用静脉注射、有不洁注射史及吸毒的人群是HIV感染的高危人群。

3. 母婴传播

HIV可以通过产道、胎盘、哺乳等途径发生母婴传播，其中母亲通过胎盘感染胎儿是常见的传播方式。在没有采取干预措施的情况下，HIV发生母婴传播的概率为15%~45%。对HIV感染的母亲进行抗逆转录病毒治疗可以显著减少母婴传播的发生。

值得注意的是，医护人员、研究人员接触AIDS患者和HIV感染者的机会较多，应该在工作时注意生物安全防护。日常生活接触和昆虫叮咬不会传播HIV。

三、AIDS 的临床表现

AIDS的潜伏期，即从感染HIV到发病的时间间隔可长达10年。临床上HIV-1感染的病程分为四个阶段，即急性感染期、无症状潜伏期、AIDS相关综合征期和免疫缺损期，不同时期的临床表现有所不同。

1. 急性感染期

HIV感染后可入侵CD4$^+$T细胞、T淋巴细胞、单核-巨噬细胞、树突状细胞等，在细胞中大量复制，并出现病毒血症，一般可维持5~7天。在这一时期，CD8$^+$T细胞会大量复制并合成、分泌多种细胞因子、趋化因子，感染者可表现出发热、头痛、乏力、咽痛、腹泻等类似流感的非特异性症状。急性感染后期，CD4$^+$T细胞被耗尽，一般2~3周后，症状逐渐消失，进入无症状潜伏期。急性感染期，血液中可检测到HIV抗原，但可能检测不到HIV抗体，通常HIV抗体会在感染4~8周后出现于血液中。

2. 无症状潜伏期

急性感染期之后的3~6个月内，被耗竭的CD4$^+$T细胞的数量会慢慢恢复，直到接近正常水平。之后CD4$^+$T细胞的数量持续稳定下降。HIV-1可以潜伏于体内长达数年甚至数十年。这一时期的患者一般无临床症状或仅有轻微症状，伴无痛性淋巴结肿大。病毒会潜伏在淋巴结等组织细胞中，保持较低水平的复制，血液中检测不到病毒，但可以检测到HIV抗体。

3. AIDS相关综合征（AIDS-related complex， ARC）期

随着HIV大量复制，机体免疫系统会出现进行性损伤，开始出

现低热、盗汗、疲倦、慢性腹泻、全身持续性淋巴结肿大等症状，并逐渐加重。

4. 免疫缺损期

免疫缺损期是典型的AIDS期，这一时期患者血液中HIV的含量很高，CD4$^+$T细胞数量明显减少，免疫功能严重缺损，各种机会性感染甚至恶性肿瘤开始出现。不进行治疗的患者通常在临床症状出现2年内死亡。机会性感染是指正常寄生于体内的微生物在机体免疫功能下降时感染机体并导致疾病，包括真菌感染（如白假丝酵母菌）、细菌感染（如结核分枝杆菌）、病毒感染（如巨细胞病毒）和原虫感染（如隐孢子虫）。常见的AIDS相关恶性肿瘤包括卡波西肉瘤、多克隆B细胞导致的恶性淋巴瘤等。一些AIDS患者还会出现神经系统的病变，如AIDS痴呆综合征。

四、AIDS 的防治原则

1. 预防

目前尚无有效的HIV疫苗，多种疫苗正处于研发阶段。AIDS的防控措施有：①广泛开展防艾宣传教育，使HIV–1感染高危人群规避危险因素，采取正确预防措施；②建立有效的HIV感染监测网络，及时掌握疾病分布情况；③对捐赠的血液、器官、精液等进行HIV抗体检测，并辅助核酸检测；④提倡安全性行为；⑤禁止与他人共用注射器、牙刷、剃须刀等；⑥HIV阳性的妇女尽量避免怀孕或母乳喂养，HIV阳性的孕妇及时接受治疗。

2. 药物治疗

目前治疗HIV感染的药物主要有：①逆转录酶抑制剂，包括核苷酸类逆转录酶抑制剂（NRTI）和非核苷酸类逆转录酶抑制剂（NNRTI），主要抑制病毒的逆转录酶；②病毒蛋白酶抑制剂（PI），主要抑制病毒的蛋白酶；③整合酶抑制剂（INSTI），针对病毒的整合酶，阻止病毒DNA整合到宿主细胞染色体上；④病毒入胞抑制剂，如阻止病毒包膜与细胞膜融合的融合抑制剂和拮抗辅助受体的CCR5拮抗剂。对于AIDS患者的治疗不能长期使用一种药物，目前常采用多种抗HIV药物联合治疗的方案，一般为2种核苷酸药物+1种非核苷酸药物或蛋白酶抑制剂。这种方案可控制病情，延长AIDS患者寿命，并降低体液中的病毒含量，减少传播风险。HIV感染者应从早期开始接受抗病毒治疗。

第二节　HIV 与免疫系统

HIV感染人体后，会破坏免疫系统内一些携带某种特殊蛋白质的免疫细胞，比如单核-巨噬细胞、CD4$^+$T细胞、B细胞，NK细胞等。这些免疫细胞携带的蛋白质被称为CD4。

HIV包膜表面的gp120可以和免疫系统的CD4分子结合。这一结合可导致病毒的包膜和宿主的细胞膜发生融合，从而使病毒进入细胞内，并通过多种方式引起细胞的损伤。

一、单核－巨噬细胞损伤

在HIV感染的早期，主要是单核-巨噬细胞发挥吞噬病原体的作用。单核-巨噬细胞吞噬了HIV后，可以降低HIV将细胞解体的能力，但HIV同时也会损伤单核-巨噬细胞的杀菌和识别抗原的功能。同时，吞噬了HIV的单核-巨噬细胞不会立即死亡，而是成为HIV的庇护所，带着HIV扩散到全身。

二、CD4$^+$T 细胞损伤

T细胞是人体内一种十分重要的免疫细胞，在维持免疫系统正常的功能方面有着非常重要的作用。根据T细胞表面的蛋白质的不同，可以把T细胞分为两大类：CD4$^+$T细胞和CD8$^+$T细胞。CD4$^+$T细胞的表面有一种被称为CD4的蛋白质分子，CD8$^+$T细胞的表面有一种被称为CD8的蛋白质分子。CD4和CD8的共同点是它们都可以参与免疫系统对抗原的识别过程中，并促进T细胞的活化，进而开启体内一系列的免疫反应。可以说，这两种分子是开启免疫反应的一把"钥匙"。因为HIV表面的gp120能够和CD4结合，因此CD4$^+$T细胞是HIV攻击的主要细胞。

AIDS患者到了中晚期的主要表现为CD4$^+$T细胞数量的减少和功能下降。功能下降的主要表现为CD4$^+$T细胞对抗原的识别能力下降。HIV损伤CD4$^+$T细胞的机制有很多种，大体上可以分为直接杀伤和间接杀伤。

直接杀伤是指HIV能够直接破坏细胞的结构。HIV杀死CD4$^+$T细胞的方式很多。第一，病毒感染细胞后，数量大量增加，增多的病毒颗粒从细胞中释放出来，导致细胞损伤。第二，HIV能够影响细胞膜的功能，而细胞膜对于细胞而言是一道屏障。由于细胞膜的破坏，细胞最终可能会因为无法抵御一些胞外分子的进入而裂解死亡。第三，HIV的感染会导致很多CD4$^+$T细胞相互靠近，融合在一起，形成多核巨细胞。多核巨细胞不具备正常细胞的功能，因此多核巨细胞的形成会加速细胞的死亡。第四，病毒在增殖的过程中，会在细胞质内产生大量的蛋白质。这些病毒产生的蛋白质会干扰细胞原有蛋白质的功能，导致细胞代谢障碍。第五，HIV还能够导致

CD4⁺T细胞的生成减少。CD4⁺T细胞由胸腺和骨髓内的造血干细胞产生，HIV能够进入这些部位，破坏其中的造血干细胞，将CD4⁺T细胞扼杀在摇篮之中。

除了直接杀伤，间接杀伤是HIV导致细胞死亡的另一种重要方式。间接杀伤是指HIV能够引起被感染的细胞产生一些特殊物质，称为细胞因子，然后由这些细胞因子杀死细胞。HIV能够诱导感染的CD4⁺T细胞产生一些细胞毒性因子，对细胞的正常功能起抑制作用。HIV还能够诱导产生一些特殊的抗体，以吸引免疫系统内NK细胞接近被感染的CD4⁺T细胞，最终由NK细胞将被感染的T细胞杀死。

三、其他免疫细胞损伤

HIV还能够导致免疫系统的B细胞、NK细胞和DC细胞损伤。HIV能够激活B细胞。被激活的B细胞可能产生多种抗体，导致免疫系统功能紊乱，"敌我不分"。NK细胞是一类具备细胞毒性作用的细胞，对异常细胞具有杀死作用。被HIV感染后，NK细胞的数量虽然不会减少，但是它的功能会因感染而减弱。DC细胞通过其细胞膜表面的蛋白质和HIV结合，从而成为HIV的"储存仓库"，携带HIV扩散到全身各处。

第三节　HIV 与肿瘤

从第一次成功分离出人类免疫缺陷病毒已有近40年的时间，在这近40年对HIV的研究中，人们越来越认识到HIV感染与恶性肿瘤之间有着密切联系。恶性肿瘤逐渐成为AIDS患者的主要死亡原因。（图5-2）

1993年美国疾病预防控制中心根据艾滋病患者的肿瘤发生

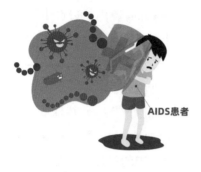

AIDS患者

图5-2　HIV与肿瘤

率，将卡波西肉瘤（Kaposi's sarcoma，KS）、非霍奇金淋巴瘤（non–Hodgkin's lymphoma，NHL）及侵入性宫颈癌（invasive cervical cancer，ICC）称为艾滋病定义恶性肿瘤（AIDS–defining cancers，ADCs），即艾滋病相关肿瘤（AIDS–related cancers）。

在我国，常见的艾滋病相关肿瘤有非霍奇金淋巴瘤、侵入性宫颈癌等。

HIV感染导致恶性肿瘤的机制主要包括以下几方面：

（1）人体感染HIV后，体内 $CD4^+T$ 细胞数量不断减少，由此导致人体细胞免疫功能下降甚至缺失，机体发生机会性感染及恶性肿瘤的机会增加。$CD4^+T$细胞是HIV主要的靶细胞，即HIV进入人体进行增殖复制后，大量病毒侵袭和破坏 T 细胞，出现$CD4^+T$细胞持续性减少，从而表现出严重的细胞免疫缺陷，为肿瘤的发生、发展创造了条件。

（2）HIV感染细胞分泌的细胞因子是导致HIV相关肿瘤的另一个重要原因。HIV感染引起免疫系统受损，刺激机体分泌肿瘤坏死因子、干扰素、白介素等细胞因子。这些因子可作用于内皮细胞、上皮细胞、B细胞等，促进它们的增殖、自主生长和恶性转化，从而导致恶性肿瘤的发生。同时，这些细胞因子还可活化HIV，将HIV的遗传信息整合到宿主细胞 DNA 中，进而直接导致宿主细胞的恶性转化。

（3）继发性病毒感染在HIV相关肿瘤的发病中亦发挥重要作用。HIV所致的细胞免疫缺陷使人体更加容易感染其他病毒，例如人疱疹病毒、巨细胞病毒及人乳头瘤病毒。这些病毒与相应肿瘤的发生密切相关，可促进恶性肿瘤的发生，而肿瘤会进一步加剧机体免疫功能失调，形成恶性循环，从而导致艾滋病和肿瘤的双重失控，严重影响患者的生存质量及治疗效果。

（4）HIV合并肿瘤发病还可能与遗传因素、理化因素以及生活习惯有关。

第四节　HIV 相关卡波西肉瘤、淋巴瘤

一、HIV 相关卡波西肉瘤

卡波西肉瘤是第一个被发现与艾滋病相关的肿瘤，也是AIDS患者常见的恶性肿瘤之一，在我国新疆地区多发，可分为古典型、非洲型、移植后型（医源性）、HIV相关型（流行性）。HIV相关型卡波西肉瘤可见于HIV感染的任何阶段，通常发生在CD4$^+$T细胞<100/μl 时。

（一）病因

卡波西肉瘤的病因尚不十分明确，目前认为卡波西肉瘤与病毒感染、细胞免疫缺陷联系较密切。经研究发现，人类疱疹病毒8型（human herpes virus-8，HHV-8）与卡波西肉瘤相关，其有许多致癌基因，可调控细胞的增殖、凋亡等，被定义为卡波西肉瘤相关疱疹病毒，可经性途径或血液、唾液传播。此外，由于免疫系统缺陷，构成血管腔的细胞在某种血管生成因子的刺激下可持续增生，从而导致卡波西肉瘤。

（二）临床

卡波西肉瘤的临床表现多样，其可影响皮肤、口腔黏膜、淋巴结或内脏器官。一部分患者因皮肤症状就诊，典型皮肤症状为皮肤出现褐色或紫红色的斑疹、斑块。口腔黏膜的病变通常在牙龈及舌背等部位。除了皮肤及黏膜损害，内脏病变的发生也很常见，主要累及肠道，表现为肠壁增厚、肿瘤沿着脏器血管分布、局部淋巴结反应性增大，后期由于肿瘤的增大可出现腹胀、腹痛、便血等症状。亦有肺部受侵犯的情况，通常发生在晚期艾滋病患者中，主要表现为呼吸急促、咳嗽及咯血等。

（三）治疗

关于HIV相关型卡波西肉瘤的治疗目前尚无统一定论，临床上应综合考虑多种因素，如肿瘤部位、病变范围、相关症状、感染、患者耐受情况及全身免疫状态等。目前的治疗方法包括高效抗逆转录病毒治疗（highly active antiretroviral therapy，HAART）、全身或局部的放射治疗和化学治疗等。另外，还可以通过免疫调节剂来调控机体的免疫反应，达到治疗的目的。

二、HIV 相关淋巴瘤

HIV相关淋巴瘤是一组与HIV感染有关的淋巴组织肿瘤，以伯基特淋巴瘤（Burkitt lymphoma，BL）及弥漫大B细胞淋巴瘤（diffuse large B cell lymphoma，DLBCL）最为常见。经研究发现，大约60%的患者在诊断淋巴瘤时并未确诊AIDS，因此淋巴瘤可以是艾滋病的第一表现，我们应提高对HIV相关淋巴瘤的认识和关注。

（一）病因

目前认为HIV相关淋巴瘤主要与HIV感染后机体免疫功能异常、免疫细胞恶变有关，其他如HHV-8、EB病毒感染亦可能与其相关。

（二）临床表现

发热是最常见的临床表现。大多数HIV相关淋巴瘤患者表现为淋巴结外的器官受累，且常常为多个器官同时受到侵犯，如软组织、体腔、胃肠道。如果侵犯胃肠道，可能会有腹痛、厌食、恶心、呕吐、腹胀或腹部肿块等症状。大约20%的DLBCL患者脑膜部位被侵犯，出现精神异常、头痛等。除此之外，亦可有外周淋巴结的持续性肿大。

（三）治疗

针对患者的主要症状采取综合治疗和个体化治疗，主要包括抗病毒治疗、放射治疗、化学治疗、手术及支持治疗。

第五节　HIV 相关感染

一、机会性感染

AIDS患者合并的感染以机会性感染为主。由于AIDS患者进入免疫缺损期后免疫功能严重缺损，机会性感染往往在这一时期发生。根据病原体的种类，可将机会性感染分为真菌感染、细菌感染、病毒感染和原虫感染四类。

（一）真菌感染（fungus infection）

真菌是一大类由真核细胞构成的微生物，在自然界中分布广泛，种类繁多，通过有性或者无性的方式进行繁殖。目前已知的真菌有十万余种，其中绝大多数对人类是有益的，酿酒、发酵、生产抗生素等工艺都离不开真菌；只有一小部分真菌可侵入人体并致病，导致真菌感染。真菌感染多为继发感染，由机会致病性真菌引起。常见的机会致病性真菌有白假丝酵母菌（*Candida albicans*）、肺孢子菌（*Pneumocystis* spp.）等，下文具体说明。

1. 白假丝酵母菌

白假丝酵母菌是常见的机会致病性真菌之一，通常存在于人的皮肤、口腔、上呼吸道、阴道及胃肠黏膜。当机体出现菌群失调或者抵抗力下降时，其可引起皮肤、黏膜和内脏的急慢性感染，导致假丝酵母病（candidiasis）。其中皮肤白假丝酵母菌感染好发于皮肤潮湿和褶皱的部位，可以导致湿疹样皮肤白假丝酵母病、肛门周围湿疹等，易与湿疹混淆。黏膜感染常导致鹅口疮、口角糜烂、外阴与阴道炎等。内脏感染可导致肺炎、支气管炎、肠炎等。中枢神经系统感染可导致脑膜炎、脑脓肿等。

2. 肺孢子菌

肺孢子菌广泛分布于人和多种哺乳动物肺内，是单细胞型真菌，发育成熟后可破裂释放出孢子。肺孢子菌常经呼吸道吸入肺内，多引起隐性感染，即无明显临床症状。但对于免疫缺陷或免疫功能低下者而言，肺孢子菌可引起机会性感染，导致肺孢子菌肺炎（pneumocystis pneumonia，PCP）。近年来肺孢子菌肺炎已经成为AIDS患者的主要并发症之一，进展迅速，重症患者可因窒息在2~6周内死亡。

（二）细菌感染（bacterial infection）

细菌是所有生物中数量最多的一类，性状多样，是许多疾病的病原体。细菌感染是指细菌侵入宿主体内，进行生长、繁殖且与机体相互作用，从而引起一系列病理变化的过程。通常情况下，细菌侵入机体后，机体免疫系统发生免疫应答，以抑制或者逃避细菌的致病作用；但在机体免疫力低下时，机体免疫系统不能有效构成屏障阻止细菌的入侵，从而易发生疾病。细菌感染在HIV感染者中常呈现侵袭性、复发性，甚至重症化。

1. 分枝杆菌（mycobacterium）感染

① 结核分枝杆菌（*Mycobacterium tuberculosis*）感染。

结核分枝杆菌俗称结核杆菌，是引起结核病的病原菌，可侵犯全身器官，但以肺结核最为多见，常表现为发热、体重减轻、咳嗽、胸痛等。结核分枝杆菌感染大多为潜伏性感染的激活，即经初次感染后，机体免疫系统将结核分枝杆菌的数量及活性控制在一个较低的水平而不发病，但当某些因素出现后机体内残存的结核分枝杆菌开始大量增殖并引起疾病；部分是原发感染，即初次接触大量结核分枝杆菌而导致急性感染。结核分枝杆菌感染可出现于HIV感染的任何时期。结核分枝杆菌感染常导致播散性结核病，即可沿血流分布到机体多个器官组织。HIV可加快结核病进展、恶化；结核病也可加快HIV感染的自然病程，促使AIDS发生，并且导致病情快速恶化以致死亡。两者之间的恶性循环可加速机体的疾病进程，为治疗及预后带来困难。

② 播散性鸟分枝杆菌（*Mycobacterium avium*）感染。

播散性鸟分枝杆菌分布广泛，可从泥土、动物中分离出来。播散性鸟分枝杆菌感染为原发感染，主要见于晚期AIDS患者，特别是CD4⁺T细胞<50/μl者。临床表现无特异性，可有持续性发热、腹泻、消瘦和疲乏等症状，伴有肝脾及淋巴结肿大。

2. 肺炎链球菌（*Streptococcus pneumoniae*）感染

肺炎链球菌通常存在于正常人的鼻咽腔，多数不致病，只有少数有毒力。当机体抵抗力下降时，肺炎链球菌常可侵入肺组织引起肺炎，此外还可致败血症、鼻窦炎、中耳炎和化脓性脑膜炎等。肺炎链球菌性肺炎又称大叶性肺炎，其主要临床表现为寒战、高热、胸痛、咳嗽和铁锈色痰等。

3. 李斯特菌（listeria）感染

李斯特菌在自然界普遍存在，不易被冻融、强光等因素杀灭。土壤、烂菜、污水、江河水道中均可有该菌存在，因此人和动物常携带该菌。李斯特菌属细胞内寄生菌，即只能在宿主细胞内进行增殖，因此机体的T细胞在清除本菌中起重要作用，细胞免疫功能低下者较易感染此菌。儿童感染后易发生脑膜炎及败血症，成人感染后可表现为多种脏器的实质性病变。

（三）病毒感染（viral infection）

病毒是一种非细胞生命形态，它能够利用宿主细胞的营养物质复制自身的DNA或RNA，合成蛋白质等物质。病毒感染是指病毒通过多种途径侵入机体，并在易感的宿主细胞中增殖的过程。病毒的致病机理是侵入宿主细胞，并改变其原有功能而引发疾病。疾病状况取决于病毒本身及机体免疫应答能力。病毒胞内寄生的特性决定了机体与之对抗的过程中，T细胞对病毒的清除具有重要作用。

1. 巨细胞病毒（cytomegalovirus，CMV）感染

CMV在成人中感染率很高，其临床表现和疾病结局与个体的免疫功能状态密切相关。免疫功能正常者多表现为隐性感染，即有病

原体存在但无症状，部分表现为单核细胞增多。而免疫功能缺陷者可出现脏器受累的情况。对于HIV感染者来说，CD4$^+$T细胞<50/μl时容易发病。CMV主要通过密切接触、性和血液途径传播。CMV感染可以是原发感染，也可以是潜伏性感染的再激活。其发病主要累及视网膜，表现为眼前有漂浮物及视野缺损等症状；也可累及脑部，引起头痛、困倦及昏睡等症状；还可累及胃肠道，引起吞咽困难、腹痛、腹泻等症状；亦可引起肾上腺炎和多发性神经根炎，表现为体重下降、双下肢无力、尿潴留及腰痛等。

2. 单纯疱疹病毒（herpes simplex virus，HSV）感染

HSV一般经呼吸道、生殖器黏膜以及破损皮肤进入体内，潜伏于人体正常黏膜、血液、唾液及感觉神经节细胞内。人群中90%以上的人曾感染过HSV，当机体抵抗力下降时，体内潜伏的HSV可被激活而引发疾病。其临床特征为皮肤黏膜出现成簇小水疱，常发生于面部或生殖器等部位，易复发。单纯疱疹一般呈良性过程，引起口腔、生殖器周围出现疱疹、破溃和结痂，伴疼痛，通常7~14天可愈合，易复发；但少数患者可发生病情严重的中枢神经系统和多器官弥漫性感染。

3. 水痘带状疱疹病毒（varicella-zoster virus，VZV）感染

VZV具有高度传染性，VZV感染常见于儿童，儿童初次感染后可引起水痘，恢复后病毒潜伏在体内，少数患者可在成年后因病毒再发而发生带状疱疹。对于HIV感染者来说，疱疹常在HIV感染症状出现前出现。其主要临床表现为沿神经支配的皮肤、黏膜出现红斑、水疱、溃疡和结痂，伴疼痛；而三叉神经分布区的病变可致失明。

（四）原虫感染（protozoon infection）

原虫是单细胞的真核生物，体积微小，可独立完成各项生

命活动。原虫在自然界中分布广泛，种类繁多，部分可导致人类疾病。有些原虫在免疫功能正常的宿主体内处于隐性感染状态，当宿主免疫功能低下时，可异常增殖，致病能力增强，导致宿主出现临床症状甚至死亡，这类原虫称为机会致病性原虫（opportunistic protozoon）。常见的机会致病性原虫有隐孢子虫（cryptosporidium）、弓形虫（*Toxoplasma gondii*）等。

1. 隐孢子虫

隐孢子虫是体积微小的球类寄生虫，广泛存在于多种脊椎动物体内，是主要的机会致病性原虫。当机体存在免疫缺陷或免疫功能低下时，隐孢子虫可感染机体，引起隐孢子虫病（cryptosporidiosis），主要表现为腹泻、痉挛性腹痛、腹胀等。WHO于1986年将人隐孢子虫病定为AIDS怀疑指标之一。

2. 弓形虫

弓形虫是细胞内寄生虫，可随血液流动到达全身各部位，损害大脑、心脏、眼底等部位。由弓形虫导致的疾病称为弓形虫病。该病多为隐性感染，在机体存在免疫缺陷或免疫功能低下时，其可导致复杂的临床症状，如高热、斑丘疹、肌痛、关节痛、头痛、脑炎、心肌炎、胃肠炎等。AIDS患者感染弓形虫的风险较正常人更高。

二、其他感染

由于AIDS患者免疫缺损期自身免疫功能基本丧失，感染病原体的风险较高，可导致人类疾病的病原体均有可能引起AIDS患者的感染。除上述机会性感染外，AIDS患者感染结核分枝杆菌、HPV、HBV等多种病原体的风险也比较高。

第六章　其他病毒相关肿瘤

第一节　人巨细胞病毒相关肿瘤

一、人巨细胞病毒概述

人巨细胞病毒（human cytomegalovirus，HCMV），又称为细胞包涵体病毒，是疱疹科病毒的一种亚型，也是疱疹科病毒家族中拥有最庞大基因组的成员。HCMV是一种具有包膜的、中等大小的双链DNA病毒。由于HCMV具有使被感染的细胞出现明显肿胀（巨细胞）和核周增大的特性，并且人类是其唯一的宿主，因此被称为人巨细胞病毒。HCMV可引起以肝脏疾病、中枢神经系统病变和泌尿生殖系统病变为主的各系统感染，被感染者可表现为轻微无症状，或严重缺陷，甚至死亡。HCMV是引起先天畸形的很常见的病原体。

二、人巨细胞病毒的生物学特性

HCMV颗粒直径为180~250nm，基因组约为240kb，编码超过200种蛋白。

HCMV的形态结构：呈球形，为线性双链DNA（图6-1）。HCMV在胞核内复制并进行装配，通过核膜包裹出芽，经胞吐或者细胞溶解的方式释放。HCMV可通过直接扩散使感染细胞和邻近未感染的细胞融合，形成多核巨细胞。HCMV在体外在成纤维细胞中增殖情况较好，而在上皮细胞以及淋巴细胞中增殖水平较低。HCMV在细胞培养中增殖缓慢，复制周期长，初次分离培养一般需要2~6周才出现细胞病变。显微镜下可见细胞增大变圆，核周肿胀，核内出现周围伴有一轮"晕圈"的呈"猫头鹰眼"状的包涵体（非自身基因在胞内表达的被膜包裹的不可溶的蛋白质颗粒），形成巨核细胞。在培养HCMV的过程中发现，游离病毒很少，主要通过胞间扩散。HCMV对脂溶剂较敏感，热、紫外线和酸均有使其丧失生物活性的作用。HCMV在体外生存能力弱，对保存要求高，4℃下只能保存数日，–190℃和真空冷冻干燥环境下可长期保存。

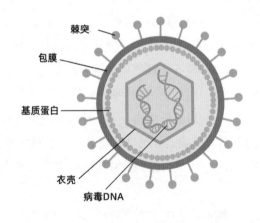

图6-1　HCMV形态

三、人巨细胞病毒感染与免疫性

HCMV感染范围广，我国成人的HCMV抗体阳性率高达60%~90%。首次感染（原发感染）一般发生在2岁以前，常常为隐性感染，只有少数人可出现临床症状，但在机体免疫功能低下时易发生显性感染。

不同于大多数疱疹科病毒，HCMV感染并不会引起皮肤病变，但可以引发内脏疾病，主要危害是先天性感染，大约20%患者可出现神经功能的缺损。感染之后，多数人长期带毒。在大部分感染者中病毒都处于潜伏状态，潜伏部位主要为唾液腺、肾脏、乳腺、单核细胞和淋巴细胞。潜伏病毒被激活后可导致复发感染。HCMV原发感染或重新激活也是免疫功能低下的患者出现症状和死亡的重要原因。另外，在妊娠期间，潜伏的HCMV也可被激活从而自宫颈排出病毒颗粒。

（一）传染

HCMV传染源为患者及隐性感染人群，病毒可以长期或者间歇从感染者的尿液、泪液、唾液、乳汁、精液、阴道及宫颈分泌物排出，通过如下途径传播。

1. 母婴传播
HCMV可通过胎盘感染胎儿（先天性感染），或经产道和（或）乳汁感染新生儿（围产期感染）。

2. 接触传播
HCMV可通过密切接触，经手-口或口-口等途径进行传播（接触带有病毒的分泌物或物品），幼儿园中常见。

3. 性传播
HCMV可通过性接触进行传播。

4. 医源性传播
HCMV通过输血以及器官移植等进行传播。

（二）感染类型

1. 先天性感染（congenital infection）

孕妇在妊娠3个月内被感染，病毒可以通过胎盘使胎儿出现原发感染，导致死胎或先天性疾病。先天性感染率约为0.5%～2.5%，其中5%～10%的新生儿可出现症状，如出现肝脾大、黄疸（皮肤、黏膜黄染）、紫癜（皮肤散在的淤点、淤斑，压之不褪色）、贫血甚至神经系统的损伤。少数可出现先天性畸形，例如小头畸形或智力低下等，感染严重者可出现流产甚至死胎。也有少部分的感染患儿在出生后数月到数年才开始出现智力低下或先天性耳聋等疾病。

2. 围产期感染（perinatal infection）

分娩时新生儿可经产道、母乳或者护理人员（在排病毒者）感染。一般没有明显症状，但可从咽分泌物、尿液中排出大量病毒。少数患儿表现为短暂的肺炎、黄疸、肝脾轻微肿大，多数患儿恢复良好。

3. 儿童和成人首次感染

儿童和成人首次感染通常为隐性感染。大多表现为潜伏感染，并长期排出病毒。少数可出现临床症状，如出现疲劳、发热、肌痛等症状。临床症状轻微，发生并发症的概率较低。

4. 免疫功能低下者感染

在免疫功能低下者（艾滋病、白血病、器官移植、淋巴瘤或者长期使用糖皮质激素等免疫抑制剂等患者）中，HCMV原发感染或者重新激活都可能引发严重疾病，如HCMV肝炎、肺炎和脑膜炎等。HCMV是引发艾滋病患者机会性感染的最常见的病原体之一，常常导致视网膜炎等并发症。HCMV感染也可能抑制机体免疫系统，导致机体的免疫功能低下。

（三）易感人群

机体对于HCMV的易感性和年龄、身体素质、社会经济状况、文化程度等诸多因素有关。

1.年龄与性别

患儿发病年龄主要集中在1岁以下，且男性患儿多于女性患儿。年龄越小，易感性越强，临床后果也越严重。

2.社会经济状况

尽管HCMV感染遍及全球，但在发展中国家更常见。低收入家庭成员也是HCMV感染的高危群体，这可能与家庭人口多造成拥挤，促进了HCMV在密切接触中传播有关。

3.文化程度

教育水平会影响人们对于疾病防控的认知程度。

（四）致病性

HCMV可感染血管内皮细胞和白细胞，并且在内皮细胞中可观察到典型的包涵体形态。在离体感染单核细胞实验中，HCMV不能引发典型的巨细胞现象，这说明HCMV在单核细胞中的增殖是受到限制的，我们推测HCMV很可能是在该类细胞中寄生并发生潜伏感染的。

HCMV可通过多种机制导致疾病，包括直接的组织损伤以及免疫损伤。虽然HCMV感染引起肺炎的致病机制可能是直接造成了黏膜上皮细胞的损伤，但通过动物模型实验发现，针对HCMV感染的特异性免疫应答引发的免疫损伤也可能是引发肺炎的一种机制。因此，肺组织中HCMV病毒量不能反映肺炎严重程度。HCMV致病机制多样化，不单会引发炎症，还可以导致细胞癌变，对多种器官造成损伤，甚至导致死亡，对机体有许多危害。

（五）致癌机制

1. HCMV与其他病毒的协同致癌作用

20世纪80年代就已经有科学家提出，HPV并不单独导致宫颈癌，而是在一些启动因子的协同作用下致癌。在宫颈癌患者中，HPV和HCMV共同检出率近50%，比非宫颈癌患者高出一倍，这提示协同因子（HCMV）可以干扰被HPV感染细胞的生长和分化，并且和其共同导致宫颈癌的发生。Morgan通过实验指出HCMV还可以促进HPV中一些特定基因的转录，增强HPV病毒株的细胞转化作用（将携带某种遗传信息的DNA整合到宿主细胞的DNA中，使其形成一种还可控制新的遗传性状的DNA）。

2. HCMV感染导致肿瘤免疫逃逸

人体正常的免疫系统可以识别、杀伤并且及时地清除体内发生突变的细胞，防止恶性肿瘤的发生，这种免疫功能我们称之为免疫监视。这种功能是通过免疫细胞识别突变细胞上一些特定的受体，并激活T细胞进行细胞免疫来攻击相关细胞，达到清除突变细胞的目的。Warren等发现在HCMV感染的细胞上，该种受体不稳定，密度降低甚至缺失。有实验指出，在感染HCMV 72小时后，该种受体的数量可降至正常细胞的1/10。Hengel等的研究表明，HCMV不仅能减少新生的受体的合成，还可以降低未成熟的和成熟的受体的稳定性，导致其不容易在细胞膜上长久发挥生理功能，增加了其被降解的概率。并且被感染的细胞对于T细胞的攻击有着明显的抵抗力，有助于恶性肿瘤的发生和发展。当然，在不同的细胞中，HCMV感染所造成的损害也不相同。例如在包皮成纤维细胞胞质中，某些成分可以对HCMV造成的细胞损伤进行修复，这可能与

HCMV不易导致某些部位发生恶性肿瘤有关。

3. HCMV癌基因促进细胞转化

Thompson等的研究已经证实HCMV中存在癌基因——79-*aa ORF*。研究人员将该基因在体外纯化、分离并整合到正常细胞内后，成功地观察到了被诱导细胞的恶性转化，并且在肿瘤细胞中，可以发现79-*aa ORF*编码的mRNA产物显著升高。进

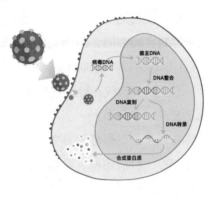

图6-2 HCMV致癌机制

一步的研究指出，将3个终止密码子插入24号密码子之后，就无法观察到肿瘤的转化现象。如果将3个终止密码子插入49号密码子之后，该细胞仍然具有肿瘤转化能力，这说明只需要编码前49个氨基酸的基因序列就可能使细胞发生恶性转化（图6-2）。

HCMV能致癌并难以被清除的一个重要原因是病毒可将其基因插入正常细胞DNA中进行整合，形成一套新的DNA。在此过程中，如果HCMV将其基因插入细胞染色体调控区中间或者是附近，都可能导致基因调控失常，癌基因过表达，从而引起宿主细胞发生恶性转化。

4. HCMV原癌基因的激活

肿瘤的发生是多个基因突变累积的结果，核心是原癌基因的激活和抑癌基因的失活。Boldogh等通过实验发现在HCMV感染人体20～120分钟后，可以检测到原癌基因相应表达产物水平的增高。这可能是由于HCMV上某些结构和细胞胞浆、胞膜相互作用，从而导致一系列胞内生化连锁反应。HCMV的基因产物可以参与同源或

者异源多种基因的转录调节，从而调节细胞激活和增殖，同时还可以抑制细胞周期，阻碍正常细胞由细胞分裂的物质准备期（G1期）进入DNA复制期（S期），从而为病毒的复制做更好的准备。另外，Jean等的实验表明，HCMV潜伏感染和抑癌基因的突变也有关系，并且HCMV可以降低抑癌基因的表达。

总之，HCMV在肿瘤的发生中有重要的作用和地位，其致癌机制是复杂、多环节的。当然，HCMV感染广泛，但多数都不致癌，具体机制是否与癌基因突变缺失有关，是否还有其他更多的癌基因参与调控，目前还没有确切结论，有待进一步进行更加广泛、细致的探索。

（六）免疫性

HCMV感染可以诱导机体产生特异性抗体，孕妇产生的抗体可以减轻胎儿感染症状，但不能完全阻断母婴传播和防止围产期感染，也不可以阻止潜伏状态的病毒重新激活。一般认为，非特异性免疫和T细胞免疫可限制病毒扩散、阻止潜伏病毒重新激活和限制HCMV感染的发生和发展。

对免疫功能正常的感染者而言，HCMV感染如果出现症状，一般是由病毒首次感染引起的，并且会持续排出病毒。对于免疫功能低下的感染者而言，原发感染和重新激活都可引起疾病，而且由于感染抑制了免疫系统，大大增加了感染者发生细菌、真菌感染的风险。另外，如果将有潜伏感染的单核细胞（最大的白细胞，巨噬细胞的前体）与激活的T细胞共同培养，单核细胞可被激活并且分化为可产生感染性病毒的巨噬细胞。这种单核细胞与T细胞相互作用的现象常出现在输血或器官移植患者中，这也说明在移植受体中，不仅仅存在着HCMV感染的风险，也存在潜伏病毒被重新激活的可能性。

四、人巨细胞病毒感染的检查和防治

1. 细胞学检查

收集咽喉分泌物、尿液等标本，离心后取下层沉淀，染色后于显微镜下观察，可观察到巨大细胞和包涵体。此法简便，可辅助诊断，但灵敏度不高，较难检出。

2. 病毒分离

常采用中段早晨尿液、血液、咽喉和宫颈分泌物，接种至体外培养的人成纤维细胞，培养4~6周后观察细胞，或在载玻片上培养2~4天，用免疫学方法检测病毒成分。

3. 血清学检查

可以通过检测人体内的HCMV抗体判断是否有近期感染。

4. 核酸检测

可通过PCR对标本中HCMV的DNA拷贝数进行检测，该法可辅助快速诊断。目前仍未研发出安全并有效的疫苗，可以用高浓度的HCMV抗体和部分抗病毒药物联合治疗HCMV感染。

第二节　尿路上皮癌

此处提到的尿路上皮癌的概念与之前探讨的肝癌、鼻咽癌等癌症不同，这属于另外一种分类标准。尿路上皮癌并不是一个专业的解剖学名词。通常如肝癌、宫颈癌等，是通过癌症发生的大体部位来进行划分和命名的，但尿路上皮癌却是更加精细的一种命名方式。尿路一般被分为上尿路和下尿路，上尿路包括肾脏和输尿管，下尿路则是膀胱和尿道。凡是癌细胞来源于上皮组织的肿瘤，无论是在膀胱还是输尿管，我们统一将其称为尿路上皮癌。其特征为多发性，容易沿管道扩散、侵犯到其他部位。由于尿路上皮癌包含种类较多，而膀胱癌是泌尿系统最常见的肿瘤，且其中超过90%都是尿路上皮癌，所以此处以膀胱癌为例，具体进行说明。

一、流行病学

膀胱癌是泌尿系统最常见的肿瘤，也是全身常见的肿瘤之一。膀胱癌可以发生于任何年龄。其发病率随年龄增长而增加，高发年龄为50～70岁。在我国，男性膀胱癌发病率约为女性的3.7倍。

膀胱癌发病率较高的地区为欧洲和北美洲。发病率较低的地区为中非。近年来，膀胱癌出现了发病率增高、死亡率降低的趋势。

二、病因

（一）吸烟与被动吸烟

大量研究证实吸烟是膀胱癌的重要危险因素。Zeeger等发现长期大量吸烟会增加患膀胱癌的风险，吸烟者患膀胱癌的危险性是不吸烟者的2~4倍。大约有1/2男性，1/3女性的泌尿系统肿瘤可能由吸烟引起。在烟草中已鉴定出60多种致癌物。被动吸烟与膀胱癌的关系也越来越受到重视。研究发现被动吸烟者血液、唾液和尿中尼古丁代谢产物可替宁的水平显著高于无被动吸烟者，且尿中水平还与暴露被动吸烟的量有关。

（二）职业因素

长期接触化学工业产品，例如染发剂、皮革、油漆、橡胶等，可使膀胱癌的发病率显著增高。现确定的致癌物有联苯胺、4–氨基双联苯等。

（三）膀胱长期被异物刺激

膀胱结石、长期导尿管的留置会增加膀胱癌发病风险。

（四）膀胱长期处于慢性感染状态

如果膀胱长期处于慢性感染（如血吸虫感染、HCMV感染）状态可能会导致原癌基因激活和抑癌基因失活，增加膀胱癌发病风险。

（五）其他

摄入亚硝酸盐和腹腔盆腔内进行放射治疗，均可导致膀胱癌。

三、临床表现

（一）血尿

最常见。近90%的患者会出现间歇性的无痛性的肉眼血尿，可自行缓解或停止。这容易使患者以为已经"好转"或者"治愈"，从而停止后续检查和治疗。出血量和肿瘤的大小、数量和恶性程度等并完全相关。

（二）膀胱刺激征

膀胱刺激征包括尿频、尿急和尿痛三大症状，通常是膀胱癌晚期表现，常常与肿瘤坏死或并发感染有关。

（三）排尿困难

肿瘤生长于膀胱出口处可引起膀胱出口狭窄甚至梗阻，导致患

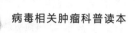

者出现排尿困难甚至尿潴留。肿瘤广泛转移、浸润盆腔后，患者可出现下肢水肿、腰骶部疼痛、贫血、严重消瘦等症状；发生骨转移时，可出现剧烈难以忍受的骨痛。

四、诊断

（一）尿液检查

尿常规中发现一个视野中出现超过5个红细胞应高度怀疑膀胱癌。新鲜尿液中容易查见脱落的肿瘤细胞，因此尿液检查是诊断膀胱癌的重要手段之一。近年来，免疫学方法的引入增加了膀胱癌的检出率，利于早期诊断。

（二）影像学检查

超声是最简便的对人体没有伤害的辅助检查手段，可以查见直径超过0.5cm的肿瘤，可用于膀胱癌的筛查。CT、MRI可以辅助判断肿瘤侵犯深度和各脏器淋巴结的转移情况。通过尿路造影可以清晰观察到尿路是否有缺损，有不规则边缘的缺损影时应考虑为肿瘤。

（三）膀胱镜检查

将膀胱镜从尿道推入膀胱，医生可以直接通过膀胱镜观察到膀胱内情况，可观察到肿瘤大小、部位、数量和形态。这可帮助临床医生估计浸润程度，还有助于同时取得可疑组织进行活检。不同肿瘤可呈现出不同的外观。

（四）膀胱双合诊

常用于术前医生对于肿瘤浸润程度的评估。

五、处理

以手术治疗为主，根据肿瘤类型、分期、患者身体状况选择适宜治疗方法。

（一）手术治疗

对于没有浸润到肌肉的肿瘤，可以考虑切除肿瘤，但术后存在复发或者进展为向肌层浸润的恶性肿瘤的可能性。术后应加用体腔内化学治疗或者免疫治疗。术后24小时内应尽快灌注化学治疗药物。

对于浸润至肌层的恶性肿瘤，应根治性切除膀胱，以减少复发以及远处转移的概率，延长患者生存时间。随着科技的发展，越来越多的膀胱切除术可以通过腹腔镜甚至是在机器人辅助下完成。

（二）综合治疗

对于全身状况差，无法进行手术或者患者本身不愿意接受手术的，可以保留膀胱行综合治疗。对于保留膀胱的患者，也应辅以放射治疗和化学治疗，必要时行紧急膀胱切除挽救治疗。

对于无法接受手术的已经广泛转移的膀胱癌患者，应首选全身化学治疗。但这类患者常常已经出现严重的血尿，排尿困难，因此，为提高患者生存质量，切除膀胱，重建尿道也是常用的方法。

（三）预防

目前膀胱癌还无法有效预防，但为从事有高危因素的职业提供劳动保护，提倡戒烟，养成良好的生活习惯可以减少膀胱癌的发生。

第三节　宫颈癌

一、流行病学

（一）地理分布

宫颈癌的发病率和死亡率在不同的国家、不同的地区有着显著的差异。发展中国家或地区的宫颈癌的发病率和死亡率与发达国家或地区相比明显较高。各地的发病率差异都很大。根据一项由郎景和院士牵头，历时近4年的中国部分地区宫颈癌临床诊疗大数据及严重并发症调查，我国宫颈癌的分布主要集中在中西部地区，农村高于城市，山区高于平原。发病率和经济因素有一定的关系。

（二）人群分布

总的来说，我国城市和农村的宫颈癌发病率呈现上升趋势。农村的发病率高于城市，这在一定程度上反映了社会经济发展情况对宫颈癌发病的影响。宫颈癌可以发生于任何年龄的女性。不同种族的发病率也存在显著差异。

（三）历史分布

在近几十年，全球范围内宫颈癌发病率逐渐下降，但收治病例逐年增多，这可能与筛查技术的提高有关。

二、病因

（一）病毒感染

1992年世界卫生组织宣布HPV是引起宫颈癌的首要因素。目前约99%的宫颈癌中都可检出高危型的HPV感染，约70%的感染与16型、18型相关。同时有研究指出，单独的HPV感染不能导致细胞癌变的发生，协同因子如HCMV也有着重要的作用。

HCMV存在于精液中，可通过性交传播，是一种能广泛感染人群的病毒。Pasca等发现在出现了宫颈癌的癌前病变的妇女血清中，发现HCMV抗体的机会远远多于其他宫颈疾病者或健康对照组。Donnan等在进行体外研究时发现HPV仅能诱导正常上皮细胞的永生化而不能使之充分恶化，这说明HPV并不是宫颈癌发生、发展的唯一因素。

（二）性行为和分娩次数

有多位性伴侣、早年分娩、16岁前发生初次性行为、多产等都与宫颈癌的发生有关。与有前列腺癌、阴茎癌或伴侣曾患宫颈癌的男性进行性接触的女性，其罹患宫颈癌的概率也大大升高。

（三）其他

吸烟可能增加HPV感染效应，屏障避孕有一定的保护作用。

三、临床表现

早期宫颈癌常无明显症状，部分患者可能因为宫颈外观正常而漏诊或误诊。

（一）症状

1. 阴道流血

接触性出血，在性生活后或者妇科检查后阴道出血。也可能出现不规则的阴道流血，经量增多、经期延长。出血量的多少可根据病变范围的不同、是否侵犯至血管而有差异，侵犯大血管可有大出血。

2. 阴道排液

大多数患者可有白色、血性、米泔样并有腥臭味的液体自阴道排出。

3. 晚期症状

晚期可因病变累及部位不同而有不同的表现，如尿频、尿急、下肢肿痛、便秘，甚至会出现贫血、严重消瘦等症状。

（二）体征

据病变累及部位的不同可有不同的体征。对于向外膨胀性生长的宫颈癌，可在检查时观察到菜花样的赘生物，其质地脆、容易出血；对于向内生长的宫颈癌，可以看到宫颈管的增厚和膨大。癌组织在晚期可坏死脱落，形成溃疡，伴恶臭。

四、转移

（一）直接蔓延

直接蔓延是最常见的转移方式。癌组织直接向邻近的组织和器官蔓延，向下累及阴道，很少向上累及子宫腔，向两侧可以蔓延至骨盆，晚期可以向前或者向后侵犯至膀胱和直肠。

（二）淋巴转移

癌细胞侵入淋巴管，随淋巴回流发生转移。

（三）血道转移

罕见，晚期可经其至肺、肝等。

五、诊断

对于早期宫颈癌常采用"三阶梯"诊断程序，即采用HPV检测和宫颈细胞学检查、阴道镜检查、宫颈活检，最后一项为诊断"金标准"。

确诊后根据患者具体情况再选择影像学检查进行筛查，确定肿瘤具体的大小、侵犯程度、累及脏器，并帮助医生进行分期判断和决定后续的治疗手段。

六、处理

根据临床分期、年龄、患者生育需求、全身状况等，综合制订个体化治疗方案。综合治疗是以手术治疗、放射治疗为主，辅以化学治疗。

（一）手术治疗

年轻患者可以通过手术保留卵巢和阴道功能。该法主要用于早期宫颈癌患者。具体术式根据肿瘤大小和浸润深度决定。

（二）放射治疗

宫颈癌对于放射治疗较为敏感。对于全身状况较差、不适宜手术的早期患者和较晚期患者可以进行根治性放射治疗，对肿瘤细胞进行彻底的杀灭。但对于开展了局部减小瘤体手术或者有全身转移的晚期患者，可以进行姑息放射治疗。放射治疗有两种方式，体外照射和体腔内照射。将体外照射和体腔内照射合理结合，可以使放射治疗药物的分布更符合肿瘤特点，有利于提高控制率。

（三）辅助化学治疗

对于手术后检查发现仍有中、高危因素的患者，可以辅以化学治疗，以得到更好的控制率，保证肿瘤的杀灭率，减少肿瘤的复发。

（四）全身治疗

全身治疗包含全身化学治疗、免疫治疗、靶向治疗。对于晚期、有复发转移的患者进行根治化学治疗，或者在手术前后开展辅助化学治疗，既可以在术前减小肿瘤，又可以在术后巩固治疗效果。常用药物有顺铂、卡铂、紫杉醇等。靶向治疗常和化学治疗联合使用。免疫治疗在近年来逐渐兴起，已用于临床治疗。

（五）预防和健康宣教

宫颈癌可以被预防。

1. 一级预防

推广HPV疫苗接种，疫苗选择多样化，可根据自己年龄、身体状况等选择合适的疫苗，以阻断HPV感染、预防癌症发生。

2. 二级预防

普及规范的宫颈癌筛查，早期发现癌前病变并进行治疗。

3. 三级预防

及时治疗早期癌症，防止癌症的进展和恶化。

4. 健康宣教

开展宫颈癌相关的健康宣教，提高HPV疫苗的接种率和宫颈癌的筛查率，引起公众的重视；倡导健康的性行为和良好的生活习惯。

第四节　结直肠癌

一、结直肠癌概述

结直肠癌是消化道肿瘤中常见的两种恶性肿瘤的合称，主要是指发生于结肠和结肠与直肠交界处黏膜的恶性肿瘤，常见的临床表现包括：便血、排便习惯改变、腹部包块、贫血以及肠梗阻等。

全球每年有超过100万人被诊断为结直肠癌。在我国，结直肠癌的发病率和死亡率位居全部恶性肿瘤前列，并且正在逐年上升，经济发展较快的地区发病率高于经济发展较慢的地区。结直肠癌的好发部位依次为直肠、乙状结肠、盲肠、升结肠、降结肠、横结肠。结直肠肿瘤在两性中的发病率相似。直肠癌的发生、发展的研究一直是学术界关注的焦点。

二、巨细胞病毒致癌机制

在前面已经提到了病毒在人体定植、复制、繁殖的过程，也提到了检测病毒的方法。科学家们发现在结直肠癌切除的肿瘤组织中，能够检测到巨细胞病毒的DNA，使得巨细胞病毒和结直肠癌的关系成为一大研究热点。

目前国内外对于巨细胞病毒引起结直肠癌的机制尚存在争议。现在有研究显示可能的巨细胞病毒导致结直肠癌的机制是：巨细胞病毒感染后能够引起细胞增殖和凋亡的失衡。

巨细胞病毒在人群中具有很高的感染率，在正常个体中，巨细胞病毒感染通常为隐性感染，不会引起明显的临床症状，只有宿主体内免疫系统处于被抑制状态或者是免疫功能减弱时其才能被激活。巨细胞病毒这种既能逃避免疫系统监管又能被激活的特点，可能与许多复杂的疾病的发生有关。巨细胞病毒基因组中早期基因表达产生的调控蛋白IE86对于本身病毒复制是必不可少的，所以可以通过检测*IE2*基因的表达观察宿主细胞感染巨细胞病毒情况。近年来，许多研究在结直肠癌组织中发现了巨细胞病毒的相关基因和相关蛋白，进一步证明了结直肠癌的发生、发展与巨细胞病毒感染有一定的关系。Harkins等在结肠息肉和结直肠癌的组织中发现了巨细胞病毒*IE*基因的转录产物，并且认为巨细胞病毒感染和结直肠癌的发病也有关。也有研究表明，巨细胞病毒*IE2*基因的表达在结直肠癌肿瘤组织和瘤旁正常组织存在明显差异，这和Harkins等的研究结果一致，提示巨细胞病毒感染和结直肠癌的发生、发展相关。Doniger等把具有感染性的巨细胞病毒颗粒传染给仓鼠胚胎成纤维细胞之后，将其接种在裸鼠体内，结果所有的被接种裸鼠都形成了肿瘤，而空白对照组（未接种组）和阴性对照组（接种了无感染性巨细胞病毒颗粒）则未见肿瘤形成（图6-3）。然而，Bender等的研究结果显示，巨细胞病毒感染和结直肠癌的发生是没有直接关系的。

*Bcl-2*基因是一种原癌基因，能够抑制多种原因导致的细胞死亡。现在已有研究表明，巨细胞病毒感染细胞后能够通过影响*Bcl-2*

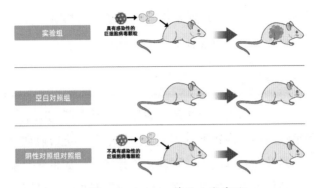

图6-3 Doniger等的小鼠实验

基因的表达来发挥抑制细胞凋亡的作用。尚世强等通过检测结直肠癌患者肿瘤和瘤旁组织中Bcl-2蛋白的表达水平来探索结直肠癌与巨细胞病毒感染的关系，结果显示肿瘤中Bcl-2蛋白的表达水平高于正常的瘤旁组织，提示了*Bcl-2*基因参与调控结直肠癌的发生、发展。同时他们也发现，巨细胞病毒呈现阳性的肿瘤组织中Bcl-2蛋白阳性率高于阴性肿瘤组织，表明巨细胞病毒感染确实能够影响到肿瘤组织中*Bcl-2*基因的表达。还有研究认为，人巨细胞病毒在肿瘤细胞中持续感染的原因是：一方面，没有感染巨细胞病毒的肿瘤细胞能够快速分裂，从而产生大量的肿瘤细胞；另一方面，巨细胞病毒在被感染的肿瘤细胞内完成了病毒复制并且能够诱导细胞凋亡。肿瘤细胞分裂产生的肿瘤细胞和被诱导凋亡的肿瘤细胞在数量上达到一种平衡，这被认为是巨细胞病毒的"肿瘤调控"作用。

三、治疗

（一）手术治疗

外科治疗结直肠癌主要采用根治性切除术，此外，还要至少清扫12枚淋巴结以防复发。如果病变的肠段不能切除，可以采用造瘘等姑息手术。手术后3个月到半年应当内镜随访检查。如果是直肠癌，手术过程中应当尽量保证肛门的功能正常。

（二）内镜下治疗

内镜下治疗一般有两种手段，黏膜剥离或黏膜切除术，适用于腺瘤癌和黏膜内癌。内镜下剥离或切除肿瘤后，进行病理学检查，若肿瘤没有累及黏膜基底部，则确认治疗完成；如果累及基底部，则还要进行外科手术。如果患者发生了急性肠梗阻，可以在内镜下进行支架置入，解除肠道梗阻后再进行手术。

（三）化学治疗

化学治疗可用于早期结直肠癌切除术后的辅助治疗，有助于提高患者生存率。常用的化学治疗方案有XELOX方案（奥沙利铂+卡培他滨）、FOLFOX方案（奥沙利铂+5-FU+亚叶酸钙）、卡培他滨单药等。这些方案各有其优缺点。如果是晚期的有转移的结直肠癌患者，可以利用贝伐单抗辅助治疗。

（四）放射治疗

对于局部晚期直肠癌，或者是切除术后局部肿瘤复发的患者，可以进行放射治疗，但是可能会发生较为难治的并发症，如放射性直肠炎。

第五节　神经性肿瘤

一、神经胶质瘤概述

与巨细胞病毒相关的神经性肿瘤主要是神经胶质瘤，其是非常常见的中枢神经系统原发性肿瘤疾病，恶变程度较高，为神经系统中神经胶质细胞发生的肿瘤。神经胶质细胞是指中枢神经系统中围绕在起传导作用的神经元细胞周围，起保护与支持作用的细胞。神经胶质细胞包括很多种类，如星形胶质细胞、少枝胶质细胞和室管膜胶质细胞等，它们都可以发生肿瘤。由于肿瘤细胞分化程度的不一致，人体存在多种胶质瘤，在临床上有不同的生物学特性。

二、巨细胞病毒致癌机制

Cobbs等在人体内不同恶性程度的胶质瘤组织中发现巨细胞病毒蛋白和基因都有较高的阳性率，说明巨细胞病毒和胶质瘤之间有一定的关系。之后为证实这种关系，许多研究重复检测，发现胶质瘤中的巨细胞病毒蛋白抗原阳性率高于瘤旁正常组织中的巨细胞病毒蛋白抗原阳性率，因此，巨细胞病毒与神经胶质瘤之间存在一定的关系。

巨细胞病毒促进神经胶质瘤发生、发展的机制存在许多种可能：一方面，巨细胞病毒能够抑制细胞凋亡基因的表达；另一方面，巨细胞病毒感染后能够促进胶质瘤细胞的侵袭、转移以及血管的生成。除此之外，巨细胞病毒感染能够提高细胞摄取葡萄糖的能力，促进肿瘤细胞的生长发育；还能够通过抑制机体的免疫反应，形成免疫逃逸机制，最终从多方面促进肿瘤的发生、发展。

巨细胞病毒感染机体后，在机体内广泛分布，会感染机体内潜在的肿瘤细胞。一旦病毒感染了肿瘤细胞，它就可开始帮助肿瘤细胞发展。

首先，巨细胞病毒能把自身基因整合到细胞的DNA中，改变细胞遗传物质，影响细胞的稳定性，导致细胞恶变的可能性增加。巨细胞病毒的蛋白表达有多样性，有多种病毒蛋白能够参与不同的信号通路，并能够影响细胞的生长和凋亡。Cobbs认为巨细胞病毒感染后*IE*、*US*28和*Glycoprotein B*（*gB*）等基因参与的信号通路和调控的细胞因子多种多样。其中巨细胞病毒感染持续激活之后，*IE*和*gB*基因能够通过影响神经前体细胞（neural progenitor cells，NPCs）激活酪氨酸受体介导的信号通路，增加表皮生长因子受体（epidermal growth factor receptor，EGFR）和血小板衍生生长因子受体的含量。gB蛋白能特异性结合血小板衍生生长因子受体，进而增强病毒的黏附和侵犯能力，并且通过降低抑癌基因的活性，激活下游的另一信号通路，从而抑制细胞的凋亡。小鼠体内的实验显示，巨细胞病毒持续感染能够使胶质细胞具有早期胶质瘤的特征，说明巨细胞病毒感染对人胶质瘤的发生有促进作用。

促进胶质瘤发生后，巨细胞病毒能够继续帮助肿瘤细胞吸收葡萄糖，获得肿瘤细胞生长、繁殖的必需能量。细胞摄取葡萄糖需要依靠细胞膜上的葡萄糖转运蛋白（glucose transporters，GLUTs）。已知正常细胞胞膜上葡萄糖转运蛋白1（GLUT1）数量最多、分布最广，是转运葡萄糖的主要载体。Yu等的结果显示：巨细胞病毒感染的纤维母细胞相比没有感染的纤维母细胞来说，消耗的葡萄糖量明显增多。其可能的机制是：巨细胞病毒基因能够激活蛋白激酶B，进而能够帮助细胞迅速把葡萄糖转运蛋白4（GLUT4）从细胞的囊泡内释放并转移到细胞膜上，并且能够防止蛋白激酶B被分解，令GLUT4的量能够保持在较高的水平。除此之外，因GLUT4含量不受胰岛素的调节，所以不会随着血糖的降低而下降，但是GLUT1的数量却会下降。而因为GLUT4和葡萄糖的亲和力高于GLUT1，转运葡萄糖的能力也比GLUT1强，能够输送大量的葡萄糖进细胞，因此能够给被感染的细胞，尤其是肿瘤细胞，提供大量能量。

确保了能量供应，巨细胞病毒又通过调整肿瘤细胞中的信号通路，也就是让肿瘤细胞变得更有亲和力，来提高肿瘤细胞的侵袭力。Slinger等认为在恶性胶质瘤中，巨细胞病毒基因产物能够通过调节US28相应信号通路提高肿瘤细胞的侵袭力。在胶质瘤细胞株中，巨细胞病毒的US28基因表达产物能够支配并激活大量细胞因子，促进肿瘤的演进和血管生成。这一基因还能联合IE基因促进肿瘤的发生和发展，也能够诱导肿瘤细胞迁移。US28基因还能调节下游特定生长因子，激活相应的免疫信号通路，来提高肿瘤的侵袭力。US28基因的高表达能够通过上调血管内皮生长因子的含量来达到促进血管生成以及促进肿瘤细胞转移的目的。US28基因产物也可以改变微血管表型或者促进血管壁重塑，造成血管损伤，以利于肿瘤细胞的黏附以及穿透。研究者还发现US28基因和它对应的产物在胶质瘤组织中都有比较高的含量，证实US28基因有可能能够促进胶质瘤的形成和发展。

此外，巨细胞病毒也可通过抑制机体的免疫系统，帮助感染的肿瘤细胞逃避免疫系统的"清剿"。

巨细胞病毒感染后能影响UL111A基因，得到的产物结构和功能与人体内IL-10相似，这种产物被称为Cmv IL-10。该产物能结合IL-10的受体，因此能够抑制与IL-10相关的炎症反应，比如能够抑制T细胞合成其他炎症因子，以及抑制MHC-Ⅱ类分子的表达等。细胞中存在一种抑制蛋白κB-α（Inhibitory κB-α，IκB-α），其能通过相关反应阻碍细胞的核转录调节，进而降低细胞因子的表达，抑制炎症反应。而IκB-α能够被IκB-α酶磷酸化，磷酸化的IκB-α很快被磷酸酶分解，这是细胞内正常的炎症相关代谢过程。而Cmv IL-10能够降低IκB-α酶的活性，从而起到减少胞质IκB-α被分解的作用，达到抑制炎症反应，进而抑制免疫功能的目的。除此之外，Cmv IL-10能够改变细胞表面的一些受体的空间构型，还能够通过抑制树突状细胞的成熟、增殖和迁移进程，减少细胞因子的合成，最终降低MHC分子的形成，达到使机体体液免疫和细胞免疫功能被抑制，形成免疫逃逸的目的。

三、治疗

（一）手术治疗

手术治疗是治疗颅内肿瘤最主要的方法。对于良性肿瘤，经过手术切除后大多数能够痊愈；对于恶性肿瘤，通过手术切除后，也能有效地提高患者的生存率。

1. 肿瘤切除手术

肿瘤切除手术分为肿瘤全切术、部分切除术和姑息手术。如果是早期肿瘤，位于不重要脑区，无浸润生长，则可以采用肿瘤全切术。但如果肿瘤位于重要脑区或已经浸润生长，没有明确界限，则不适宜采用肿瘤全切术。

2. 内减压手术

如果不能采取肿瘤全切术，则应当利用内减压手术，切除肿瘤组织周围、非重要脑区的脑组织，以达到降低颅内压的目的。

3. 外减压手术

外减压手术是剪开颅骨及硬膜，达到降低颅内压的目的。但是由于外减压手术风险较大，还比较容易造成肿瘤的浸润和生长，所以对于没有明确有脑疝的患者来讲，外减压手术应尽量少用。

4. 捷径手术

捷径手术也就是脑脊液分流手术，是通过脑脊液分流的手段，降低颅内压并缓解神经功能障碍。但是脑脊液分流手术比较容易造成肿瘤的转移，应当慎重选用。

（二）放射治疗

放射治疗常常用于手术无法完全切除的肿瘤，尤其是恶性肿瘤的治疗。比如对于恶性胶质瘤的治疗，即使肿瘤被完全切除，也应当把放射治疗作为辅助手段术后使用。如果是一些位置比较深、难以切除的肿瘤，或是肿瘤生长浸润在重要功能区，又或是患者身体状况没办法耐受手术、肿瘤对放射治疗敏感，有专家认为可以仅仅采用放射治疗。

（三）化学治疗

颅脑肿瘤常用的化学治疗药物主要有：卡莫司汀、环己亚硝脲、甲环亚硝脲、尼莫司汀、氨甲蝶呤、伊立替康、长春新碱、顺铂、卡铂、甲基苄肼、替莫唑胺等。常采用亚硝脲类替莫唑胺为主的单一和（或）联合用药。目前，临床效果比较好的联合化学治疗方案主要是：甲基苄肼、环己亚硝脲、长春新碱联合应用，主要适用于少枝胶质细胞瘤。近年来，分子靶向药物的利用已成为胶质瘤治疗的热点。贝伐单抗就是其中一种的重要的分子靶向药物，美国FDA已经批准其单药使用或联合使用治疗复发的恶性脑胶质瘤。

（四）其他治疗

常用的治疗手段是手术治疗，辅助以放射治疗和化学治疗，但是在治疗过程中，对症的降低颅内压治疗、激素治疗、癫痫治疗等也是很重要的治疗手段。

第六节　胃癌

一、胃癌概述

胃癌是发生于胃内的恶性肿瘤。临床上早期常因为无典型症状而延误诊断，中期出现原因不明的消瘦、纳差、上腹部胀满、嗳气，后期可见反酸、黑便，或者是便秘或腹泻。胃癌是常见的恶性肿瘤，男女发病比例约为3∶1，发病年龄多在40～60岁，病因及发病机制尚未明确。

二、巨细胞病毒致癌机制

近年来，越来越多的研究显示，巨细胞病毒感染与胃肠道疾病的发生有关，与胃炎、胃溃疡、肠炎等疾病的相关性都已得到证实。虽然胃部疾病有一定概率发展为胃癌，且有研究证明胃癌上皮细胞中能检测到巨细胞病毒，提示胃癌可能与巨细胞病毒感染有关，但它们之间确切的直接关系还有待证明。

巨细胞病毒感染导致胃癌的机制可能与"肿瘤调控"机制类似，但也有学者认为上皮细胞可能是巨细胞病毒攻击的位点，也就是胃上皮细胞是易感巨细胞病毒的部位之一。有研究采用了化学发光法对胃癌组及健康对照组的血清进行了巨细胞病毒 Ig G、Ig M抗体的检测，没有发现胃癌组与健康对照组间的差异有统计学意义。原因可能是：①巨细胞病毒的人群潜伏感染率高，所以健康对照组也可能存在抗体，而因为纳入的研究对象数量有限，所以两组在血清学抗体水平上的差异不明显；②感染部位没有特异性，患者局部或全身的、既往或现存的感染都能够引起Ig G、Ig M抗体的产生。所以血清学检测巨细胞病毒 Ig G、Ig M抗体仍然不能说明胃癌和巨细胞病毒之间的关联。与此同时，该研究还选择了巨细胞病毒基因组中高度保守的，在病毒的生长、复制过程中发挥重要作用的*UL55*基因，建立了巢式PCR，检测了胃癌及癌旁正常黏膜组织中巨细胞病毒感染的情况。初步验证了胃癌上皮细胞中存在巨细胞病毒，并且相对于正常胃黏膜而言，巨细胞病毒更倾向于感染肿瘤细胞，提示胃癌可能与巨细胞病毒感染有关。除此之外，也有研究认为巨细胞病毒基因中的*UL138*基因能够起到抑制肿瘤发生，激发机体免疫系统对肿瘤细胞进行清除的作用。胃癌与巨细胞病毒感染之间的关系依然是医学界研究的热点。

三、治疗

（一）手术治疗

手术治疗是常用的治疗手段，根据胃癌的恶性程度和分期，预后有所不同。如果是早期胃癌，常不选用手术治疗，首选在内镜下进行部分切除术。如果是进展期胃癌，没有远处转移的情况下，则首选手术治疗，甚至某些要进行扩大根除手术，以防复发。但如果是已经发生了远处转移的胃癌，为了保证患者消化道通畅和营养摄入正常，一般不会进行胃切除术，只选用胃造瘘术等姑息手术。

（二）内镜下治疗

内镜下治疗一般有两种手段：内镜下黏膜切除和内镜下黏膜剥离，适用于早期、高分化或中分化、直径小于2cm、无溃疡、无转移的胃黏膜内癌。如果是不能手术的贲门癌或者幽门癌，为了改善贲门或幽门梗阻，可通过在内镜下放置内支架来解除梗阻。

（三）化学治疗

因为胃癌细胞对化学治疗较不敏感，所以化学治疗一般不用作治疗胃癌的主要手段，包括辅助化学治疗、姑息化学治疗和新辅助化学治疗。化学治疗常用药物有5-氟尿嘧啶、卡培他滨、顺铂、表柔比星、多西紫杉醇、紫杉醇、奥沙利铂等。临床上推荐联合用药，其比单一用药疗效更好。联合用药方案繁多，化学治疗药物和化学治疗方案的选择须在专科医生指导下进行。

（1）姑息化学治疗：适用于患者身体状况良好，主要脏器功能基本正常的情况。

（2）辅助化学治疗：适用于切除手术后，有淋巴结转移或是进展期胃癌患者。

（3）新辅助化学治疗：适用于局部肿瘤比较大，难以进行切除的胃癌患者，术前辅助化学治疗能够使肿瘤缩小，以便手术根除。

（四）其他治疗

放射治疗、中药治疗及生物治疗等治疗方法都可以辅助治疗，但是这些疗法效果非常有限。